VOTRE SANTÉ AU TRAVAIL on s'en parle ?

MICHEL CYMES
Avec la collaboration de Julie Martory

VOTRE SANTÉ AU TRAVAIL on s'en parle ?

SOLAR
EDITIONS

SOMMAIRE

ENTRE NOUS

« Le travail, c'est la santé », chantait Henri Salvador. On oublie souvent la phrase suivante : « Rien faire, c'est la conserver » ! Pour autant, nous n'irons pas jusqu'à prôner une existence d'oisiveté, car le travail, quoi qu'on en dise, ne fait pas que faire bouillir la marmite. Il répond également à de nombreux besoins identitaires de l'être humain, vous verrez... S'interroger sur la santé au travail, et surtout mettre en place des actions pour l'améliorer, est cependant un enjeu clé, non seulement parce que le travail occupe une grande partie de notre existence — notre vie active dure 35,2 ans en moyenne —, mais aussi parce qu'il est l'un des grands vecteurs de notre bien-être. Ou de notre mal-être, et c'est là le problème...

J'ai eu l'occasion, lors de conférences données un peu partout en France, de constater combien ce sujet intéressait un public vaste et varié. Les derniers chiffres sur la santé des travailleurs, bien amochée par les confinements et le télétravail forcé, ont fini de me convaincre qu'il s'agissait là d'une question incontournable. Vous en voulez quelques-uns ? OK. Plus d'un tiers des Français ont mal au dos, et on estime que 15 % des salariés souffrent de troubles musculo-squelettiques (TMS), qui gagneraient à être reconnus comme maladies professionnelles, au passage ! Au printemps 2021, 44 % des salariés étaient en détresse psychologique. Le risque : que le corps lâche, littéralement. C'est le fameux burn-out. En un an, son incidence aurait doublé, culminant à 2 millions de personnes en burn-out sévère. On va s'arrêter là pour la liste des réjouissances...

Puisqu'on est entre nous, je vais vous faire une confidence : moi-même, j'ai frôlé de près le burn-out. Cela peut sembler étrange, voire déplacé, pour quelqu'un qui a l'insigne chance de présenter des émissions passionnantes aux côtés de personnes exceptionnelles (bises, Adriana !)... et qui est médecin de surcroît ! Et pourtant. À force d'accumuler les projets, je commençais à être bouffé de l'intérieur. J'avais des spasmes, je me réveillais la nuit. Le pire, c'est que je ne me rendais pas compte que j'étais en train de foncer droit dans le mur. Heureusement, une de mes amies, psychologue, m'a alerté. J'ai levé le pied, juste à temps... Tout cela pour vous dire que personne n'est à l'abri, et que le meilleur moyen de se protéger, c'est la prévention.

La prévention, venons-y justement. Qui a la main ? Il y a bien sûr l'État qui, avec ses lois et les différents dispositifs, pose les fondations de la santé au travail et s'attache à les renforcer. Une réforme est d'ailleurs dans les tuyaux, avec notamment un rôle accru pour le médecin du travail. Par petites touches également, d'autres initiatives sont prises, tel cet amendement adopté au Sénat fin 2020 pour favoriser la pratique du sport en entreprise, en mettant des équipements à la disposition des salariés ou en finançant des prestations. On salue l'initiative. Il faut dire que l'enjeu, notamment financier (l'argent, c'est le nerf de la guerre !), est de taille, puisque l'activité physique en milieu professionnel réduit de 32 % les arrêts de travail.

Il y a ensuite l'entreprise qui, via l'organisation, les méthodes de management, les ressources humaines et la prévention, se fait l'architecte de la santé au travail. De nombreuses pistes existent : horaires flexibles, transports réduits, télétravail et déconnexion pour équilibrer vie privée et vie professionnelle, réduire la fatigue due aux transports et, en conséquence, être en meilleure santé physique et mentale... Dans leur démarche de qualité de vie au travail (ou QVT, le nouvel acronyme à la mode), les entreprises font de plus en plus d'efforts pour améliorer le bien-être de leurs collaborateurs. Elles ont tout à y gagner d'ailleurs, puisqu'un salarié bien dans ses baskets est un salarié productif, et que bonne ambiance rime avec performance. Certes, il y a encore du chemin à parcourir et des mentalités à changer, mais là n'est pas notre propos, ni nos prérogatives !

Ce qui nous intéresse en effet, c'est vous : comment vous vivez votre travail, comment vous vous l'appropriez, quelle place vous lui accordez... La marge de manœuvre peut paraître limitée, pourtant bien des choses peuvent être mises en place au niveau individuel. Pour vous mettre en haleine avant d'entrer dans le vif du sujet, voici quelques exemples : faire des pauses, éviter le multitasking, introduire du mouvement tout au long de sa journée, respirer, mettre la barre moins haut, changer notre perception des choses, pratiquer la bienveillance, adopter une bonne hygiène du sommeil, se ressourcer dans la nature. La suite dans le livre ! En appliquant les quelques gestes et conseils distillés tout au long de cet ouvrage, il est possible de préserver sa santé au travail et de la renforcer. On va même plus loin : il est possible d'être bien dans son travail. Épanoui. C'est là le véritable enjeu. Utopique ? Peut-être, mais je suis un irréductible optimiste !

La santé, ce n'est pas seulement éviter ce qui la menace, c'est aussi cultiver tout ce qui la renforce. C'est ainsi que vous pouvez être l'acteur de votre santé au travail. C'est tout l'enjeu de ce livre, qui me tenait à cœur, parce que votre santé n'est pas négociable !

CHAPITRE 1

LA SANTÉ AU TRAVAIL, DE QUOI PARLE-T-ON EXACTEMENT ?

Tripaliare, du latin « torturer », telle est l'étymologie du mot « travailler ». Ça commence mal ! Mais laissons le latin et ces vieilleries de côté : aujourd'hui, le travail ne doit plus faire souffrir. C'est d'ailleurs inscrit dans la loi, et il est de la responsabilité de l'employeur de préserver la santé de ses salariés. Il ne s'agit pas seulement de ne pas être malade, de ne pas avoir mal ici ou là ni de travailler en toute sécurité, en somme de garantir la survie et l'intégrité du corps. Au-delà de cette vision pathogène, bien trop limitée, la santé au travail repose sur un travail qui a du sens et qui est reconnu par ses pairs, de bonnes relations, une certaine autonomie, etc. La crise sanitaire est venue nous le rappeler, et pas qu'un peu… Plus que jamais, les salariés veulent être bien dans leur travail. Plus que jamais, leur santé est devenue un enjeu sanitaire, social… et économique ! Eh oui, économique, et pas seulement pour éviter de creuser encore plus le trou de la Sécu avec des arrêts maladie et des accidents du travail, mais pour les performances de l'entreprise, car des salariés heureux sont des salariés qui travaillent mieux !

LA SANTÉ AU TRAVAIL : UN ENJEU POUR LE MONDE D'APRÈS

L'OMS[1] le dit bien (quoique sous une forme un peu plus littéraire) : santé = absence de maladie + bien-être social, physique et psychique. Pour la santé au travail, c'est exactement la même chose. Aujourd'hui, le bien-être au travail est une préoccupation majeure pour nombre de Français, voire une exigence. Ça tombe bien. Les initiatives se multiplient à l'échelle de l'entreprise et du gouvernement pour préserver la santé au travail, et même mieux : pour la générer.

Travailleurs, travailleuses… comment allez-vous ?

Pas très bien, c'est le moins qu'on puisse dire, d'après les différentes enquêtes et sondages réalisés pour prendre le pouls des Français dans ce contexte sanitaire inédit. De semaine en semaine, de confinement en confinement, le moral des travailleurs suit une courbe descendante. Depuis le début de la crise, le cabinet Empreinte Humaine réalise un baromètre sur l'état psychologique des salariés français. Le sixième volet[2], publié en mars 2021, montre une réelle dégradation de la santé mentale au travail : sur les quelque 2 000 personnes interrogées, 45 % affirment se trouver en situation de détresse psychologique, et, plus inquiétant encore, le taux de dépression nécessitant un accompagnement a explosé, passant de 21 à 36 % entre la fin de l'année 2020 et le printemps 2021. En déplaçant le travail dans la sphère domestique, le télétravail — et plus encore le télétravail non encadré, dit « télétravail au gris » — vient apporter son lot de problématiques au dossier déjà bien chargé de la santé au travail : troubles musculo-squelettiques dus à un environnement inadapté, mais surtout augmentation des risques psychosociaux à cause des horaires à rallonge, de l'isolement social, d'une surcharge mentale privée et professionnelle, d'une perte de sens, du vidéoflicage ou encore de la multiplication des incivilités numériques…

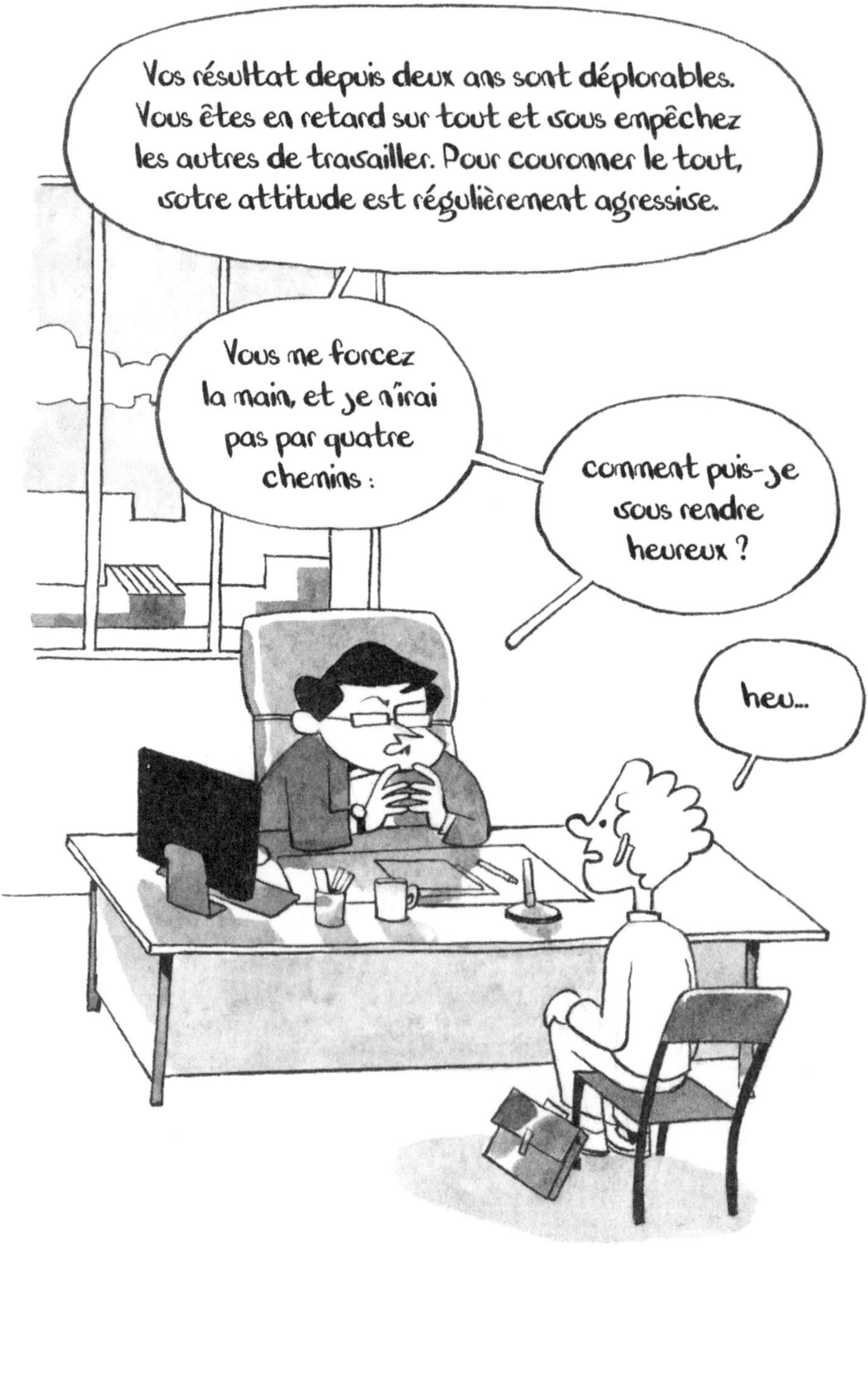
Vos résultat depuis deux ans sont déplorables. Vous êtes en retard sur tout et vous empêchez les autres de travailler. Pour couronner le tout, votre attitude est régulièrement agressive.
Vous me forcez la main, et je n'irai pas par quatre chemins :
comment puis-je vous rendre heureux ?
heu...

La santé au travail, une problématique à 360°

Tel un catalyseur, la crise sanitaire cristallise les failles et les faiblesses du monde du travail et leur impact sur la santé. En nous privant de lien social, en nous incitant à réfléchir au sens de notre travail, en fragilisant la frontière entre vie personnelle et vie professionnelle, cette situation inédite (qui, en effet, l'aurait imaginé il y a deux ans...) nous a fait prendre conscience qu'être en bonne santé au travail ne se limitait pas à ne pas souffrir dans son corps, mais dépendait d'une multitude d'autres facteurs : intérêt du travail, appartenance à un collectif, degré d'autonomie, reconnaissance des tâches effectuées, etc. Certes, le temps passé au travail ne doit pas avoir d'impact sur notre santé, mais on aspire à plus : on le veut bénéfique, c'est-à-dire répondant à nos différents besoins (voir page suivante, la pyramide de Maslow). Ainsi, selon une enquête IFOP[3], 81 % des salariés placent le bien-être au travail au premier rang de leurs attentes, soit une hausse de 25 points en deux ans. Selon le baromètre T6 d'Empreinte Humaine, deux tiers des salariés disent qu'ils n'accepteront plus à l'avenir de travailler dans un environnement qui est mauvais pour leur santé mentale, et veulent un management sain et un boulot sain. Normal, non ?

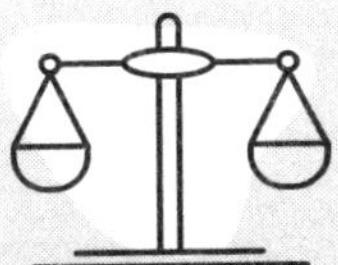

QUE DIT LA LOI ?

Les travailleurs veulent être bien dans leur job, et ils sont complètement dans leur droit puisque la santé au travail est une obligation juridique pour l'employeur. Ce n'est pas un bonus, encore moins un luxe ! Selon l'article L4121-1 du code du travail, « l'employeur prend les mesures nécessaires pour assurer la sécurité et protéger la santé physique et mentale des travailleurs. Ces mesures comprennent :

- des actions de prévention des risques professionnels et des risques psychosociaux ;
- des actions d'information et de formation ;
- la mise en place d'une organisation et de moyens adaptés.

L'employeur veille à l'adaptation de ces mesures pour tenir compte du changement des circonstances et tendre à l'amélioration des situations existantes. »

L'employeur a donc plusieurs obligations :

- l'obligation d'évaluer les risques et de prendre les mesures nécessaires à la prévention des risques professionnels, pour la santé tant physique que mentale de ses salariés ;
- une obligation de moyens car, dès lors qu'il est conscient des dangers auxquels sont exposés ses salariés, il est tenu de prendre les mesures nécessaires pour les préserver ;
- une obligation de résultat, notamment quant à la gestion des risques et à la préservation de la santé des salariés.

La pyramide de *Maslow*... ... **selon** l'idéologie du travail

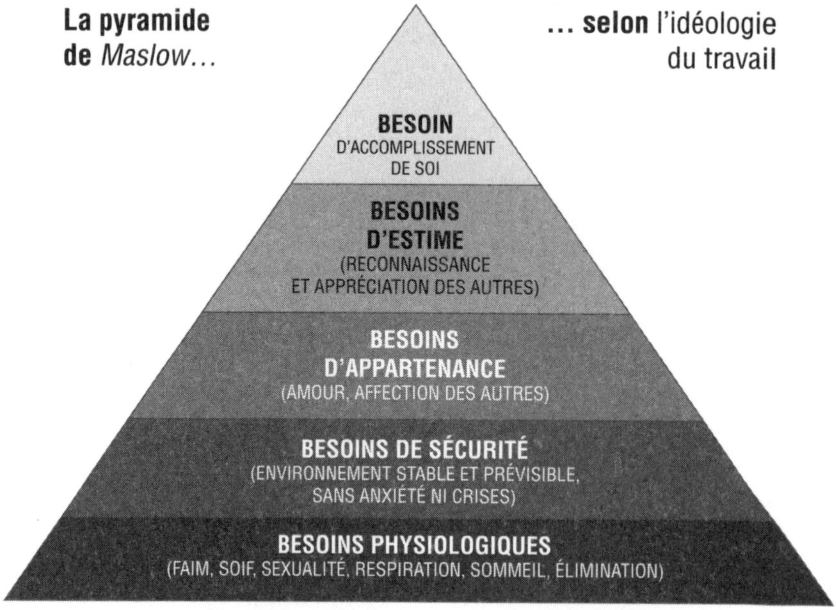

- Le travail donne du sens à sa vie, on se sent accompli par le travail, on se sent à sa place dans la communauté, la société, le monde.
- Le travail accompli apporte la reconnaissance : du patron, des clients, des collègues aidés, des patients soignés. L'activité produite par le salarié est utile, et ceux qui bénéficient de cette activité lui sont reconnaissants, savent le féliciter, le récompenser et apprécier l'activité.
- L'environnement social du travail permet au salarié de se sentir choyé dans un groupe, d'appartenir à une communauté, d'être inclus dans la société et d'âtre aimé pour ce qu'il fait avec les autres.
- Le travail, en procurant un salaire convenable et régulier ainsi que des horaires bien définis, permet d'établir une vie régulière, prévisible, sans angoisse du lendemain.
- Le travail répond à ces besoins avec le salaire, qui permet d'acheter la nourriture et d'avoir un logement décent.

Un vaste chantier législatif

Hasard du calendrier ? En décembre 2020, les partenaires sociaux ont signé un accord national interprofessionnel (ANI) sur la réforme de la santé au travail, avec deux grands objectifs : renforcer la prévention au sein des entreprises et décloisonner la santé publique ainsi que la santé au travail. Le 17 février 2021, une proposition de loi a été adoptée par l'Assemblée nationale en première lecture, avec modification. Voici les grands axes à retenir…

- Les services de santé au travail (SST), notre actuelle médecine du travail, deviennent les services de prévention et de santé au travail (SPST), afin de mettre l'accent sur la prévention. Ces services seront notamment chargés des campagnes de vaccination et de dépistage, d'évaluer et de prévenir les risques professionnels dans l'entreprise, et de sensibiliser aux bienfaits de la pratique sportive.
- Des cellules de prévention du risque de désinsertion professionnelle seront mises en place afin d'accompagner les personnes vulnérables ou en situation de handicap, et de leur proposer des mesures d'aménagement de leur poste de travail, voire de les réorienter.
- Un « passeport prévention » intégré au compte personnel de formation (CPF) sera créé. Il y sera consigné, pour chaque salarié, l'ensemble des formations suivies dans le domaine de la santé au travail.
- La collaboration entre médecine du travail et médecine de ville sera renforcée. Le médecin du travail aura désormais accès au dossier médical partagé ; inversement, les médecins de ville pourront contribuer au suivi médical des travailleurs. La coopération entre médecins, infirmiers en santé au travail, kinésithérapeutes, psychologues, ingénieurs en prévention, ergonomes, ergothérapeutes et assistants sociaux sera elle aussi accrue au sein des entreprises.
- Une visite de mi-carrière professionnelle (à 45 ans, à défaut d'accord de branche) et un rendez-vous « de liaison » seront créés pour jalonner le parcours santé du travailleur.

Certes, on est encore loin d'une considération globale des facteurs générateurs de santé au travail, mais on avance !

Au-delà de la santé, la QVT

En parallèle, un autre chantier est en cours, bien plus vaste encore et susceptible de s'attaquer aux fondations mêmes de l'organisation du travail (dont on commence à entrevoir les limites, entre nous soit dit) : la QVT. Jamais entendu parler ? La QVT, pour « qualité de vie au travail », est pourtant le nouveau terme à la mode ! Le coup d'envoi a été donné en 2013 avec la signature par l'Agence nationale pour l'amélioration des conditions de travail (ANACT) d'un accord sur la qualité de vie au travail. Celle-ci propose une vision très large du bien-être au travail, dont la santé n'est qu'un des nombreux composants. Elle englobe donc la prévention des risques psychosociaux, des accidents du travail, de la pénibilité ou encore des troubles musculo-squelettiques, mais aussi la qualité des relations sociales et professionnelles, le contenu du travail, son organisation, les possibilités de parcours professionnel offertes à chacun, l'égalité professionnelle, la conciliation entre vie personnelle et vie professionnelle, etc. Précisons qu'elle met — ne soyons pas dupes ! — la performance sociale au service de la performance économique de l'entreprise.

Responsable QVT, le nouvel acteur du bien-être au travail ?

Début 2021, la France comptait 110 responsables QVT. Leur mission : améliorer le bien-être des collaborateurs. Autant dire que leur champ d'action est vaste ! Chacun a notamment la charge de mettre en place la politique QVT dans l'entreprise et d'assurer sa cohérence et sa continuité, avec par exemple l'organisation de formations sur la qualité de vie au travail et les risques psychosociaux, et la prévention des risques professionnels et des troubles musculo-squelettiques. Il peut agir sur la vie au travail : aménagement des espaces, mise en place d'actions de bien-être (sport au travail, atelier de méditation, etc.), création d'une salle de sieste... Son rôle est aussi d'accompagner les collaborateurs et les managers dans l'optimisation des conditions de travail, la conciliation vie pro/vie perso, les démarches de management positif, etc., et peut agir en soutien de la fonction RH.

ET LE *CHIEF HAPPINESS OFFICER* ?

C'est chez Google, en 2005, qu'est apparue cette nouvelle profession : *chief happiness officer* (CHO pour les intimes, ou « responsable du bonheur en entreprise » en VF). Son rôle est de mettre en place des actions pour améliorer le bien-être en entreprise, mais aussi de développer l'intelligence collective et de cultiver la cohésion d'équipe avec des actions de *team building*.

La santé au travail : gagnant-gagnant pour l'entreprise

« Une entreprise ne peut prospérer sans travailleurs en bonne santé »... et ce n'est pas moi qui le dis, mais l'OMS ! Le bon sens suffit à le comprendre, mais comme on a toujours besoin de preuves, de chiffres, de nombreuses études scientifiques ont analysé le lien entre santé et performance. Les résultats montrent, évidemment, que des salariés heureux et en bonne santé travaillent mieux. Selon l'étude Happiness and Productivity[4], un salarié heureux serait 37 % plus productif. L'Agence européenne pour la sécurité et la santé au travail (EU-OSHA) a quant à elle chiffré le retour sur investissement : 1 € investi dans la prévention, c'est 13 € de bénéfices pour l'entreprise.

Salariés plus engagés et productifs, travail de meilleure qualité, moins d'absentéisme, d'arrêts maladie et de turnovers, meilleure image auprès des clients et des investisseurs : miser sur le bien-être des salariés est un choix gagnant sur tous les tableaux. La performance ne peut pas être durable si l'on ne prend pas soin de sa santé, tant physique que psychologique.

L'ATOUT BONHEUR AU TRAVAIL

Depuis que nous sommes tout petits, on nous pousse à viser plus haut et à travailler toujours plus dur pour atteindre le graal : être heureux. Décrocher un poste convoité ou obtenir une belle augmentation seraient indispensables pour une vie comblée. Et si on se trompait de sens ? Les recherches en neurosciences montrent que ce n'est pas le succès qui apporte le bonheur, mais le bonheur qui entraîne le succès… ainsi que la performance, la productivité, la créativité et tout ce qui va avec. C'est ce que Shawn Achor, l'une des figures de proue de la psychologie positive et auteur de *Comment devenir un optimiste contagieux*, nomme l'atout bonheur au travail[5].

Un changement de paradigme… dont vous êtes le héros

Pour cultiver cette santé au travail, il ne suffit pas d'éviter ce qui fait mal ou rend malade, il faut mettre en œuvre des mécanismes de protection, des lieux de ressources, des outils pour faire le plein d'énergie, des stratégies pour prendre de la hauteur. En somme, il faut prendre en compte ce qui génère la santé, et pas uniquement ce qui l'altère. Ce changement de paradigme, de la pathogenèse à la salutogenèse[6], fut mis en avant dans les années 1970 par Aaron Antonowsky, sociologue médical. Cinquante ans plus tard, cette salutogenèse prend tout son sens dans le monde du travail. Qu'est-ce qui fait la santé au travail ? Ce sont des pauses régulières tout au long de la journée, des étirements, de la méditation, du recul, de la bienveillance, etc. S'il existe toute une constellation d'acteurs de la santé au travail (médecin du travail, psychologue du travail, ergonome, responsable QVT…), l'acteur principal, le premier rôle, c'est vous, et vous allez découvrir dans ce livre les grandes lignes de votre scénario : celui de votre santé au travail. Prêt à enfiler votre cape de superhéros ?

QUELQUES NOTIONS-CLÉS AVANT DE COMMENCER...

Se plonger dans la (très vaste) thématique de la santé au travail nécessite d'avoir dans ses bagages quelques notions-clés. Ça va être synthétique, promis juré !

Les risques psychosociaux

Les risques psychosociaux, ou RPS, désignent des risques pour la santé créés par le travail à travers des mécanismes sociaux et psychiques. Ils peuvent être induits par l'activité elle-même ou par l'organisation et les relations de travail. Concrètement, il s'agit :

- du stress ;
- des violences internes commises au sein de l'entreprise par des salariés (harcèlement moral ou sexuel, conflits...) ;
- des violences externes commises sur des salariés par des personnes externes à l'entreprise (insultes, menaces, agressions...).

Les conséquences sur la santé

Les RPS peuvent entraîner :

- des troubles de la concentration, de l'irritabilité, de la nervosité ;
- une fatigue importante ;
- des troubles du sommeil ;
- des troubles musculo-squelettiques (TMS) ;
- des maladies cardio-vasculaires ;
- de la dépression, de l'anxiété ;
- un burn-out ;
- dans les cas les plus graves, le suicide.

Les facteurs de risques psychosociaux

Intensité et temps de travail	• Contrainte de rythme élevé • Moyens insuffisants • Objectifs non clairement définis • Instructions ou ordres contradictoires • Polyvalence subie • Interruptions fréquentes pour des tâches non prévues • Tâches nécessitant une vigilance permanente • Horaires de travail importants (plus de 45 heures par semaine) • Horaires atypiques • Disponibilité en dehors des horaires de travail • Changements de planning fréquents
Exigences émotionnelles	• Tensions avec le public (clients, usagers, patients) • Confrontation à la souffrance, à la mort • Nécessité de rester aimable en toutes circonstances
Faible autonomie de travail	• Peu d'autonomie pour réaliser ses tâches • Impossibilité de choisir ses moments de pause • Peu de marge pour utiliser et développer ses compétences
Rapports sociaux dégradés	• Peu d'entraide entre les salariés • Manque de soutien de la part de l'encadrement • Désaccords professionnels sur l'organisation du travail • Peu de reconnaissance du travail de la part de l'entreprise
Conflit de valeurs	• Impression de ne pas faire un travail de qualité (« qualité empêchée ») • Sentiment de faire un travail inutile
Insécurité de la situation de travail	• Incertitude quant à l'avenir de l'emploi • Changements d'organisation fréquents et brusques

Les trois niveaux de prévention

Les risques physiques et psychosociaux peuvent être prévenus à trois niveaux.

- **La prévention primaire** s'attache à éliminer ou à réduire les risques avant qu'ils n'entraînent des conséquences sur la santé. C'est la véritable prévention, puisqu'on s'attaque à la source même des risques. Cela passe par l'évaluation de ces risques, puis la mise en place de changements au niveau de l'organisation du travail, du style de management, de l'environnement de travail, etc.
- **La prévention secondaire** consiste à réduire la gravité d'un mal ou d'une situation que l'on ne peut empêcher d'apparaître, afin d'en limiter les conséquences sur la santé. On peut, par exemple, apprendre aux salariés à moins stresser, les encourager à bouger

régulièrement, à mettre en place certaines règles d'hygiène de vie s'ils travaillent de nuit...

- **La prévention tertiaire** traite les dommages et les conséquences. En d'autres termes, on agit une fois que le mal est fait. On répare l'individu qui souffre au travail, dans son corps et/ou dans sa tête.

Le médecin du travail : un acteur central

Salarié de l'entreprise ou rattaché à un service interentreprises, le médecin du travail est un acteur central de la santé au travail. Il est spécialiste du sujet, bien sûr, puisqu'il a acquis un certificat ou un diplôme d'études spécialisées de médecine du travail en plus du cursus général de docteur en médecine. Il n'est pas là pour soigner les rhumes des salariés (même si ce serait bien pratique !), mais pour éviter toute altération de leur santé du fait de leur travail. Le médecin du travail ne dispense pas de soins et ne délivre ni ordonnances ni arrêts maladie. Il est chargé du suivi individuel de l'état de santé de chaque salarié (tout est consigné dans un dossier médical), d'effectuer les visites de reprise, de délivrer le certificat médical initial pour la reconnaissance d'une maladie professionnelle, de prescrire ou de réaliser les éventuels examens complémentaires. Pour chaque salarié, il peut proposer des mesures d'aménagement, d'adaptation ou de transformation du poste de travail ou du temps de travail. En cas de problème de santé au travail, il est votre interlocuteur privilégié, puisqu'il connaît la réalité de votre travail. En dehors des visites systématiques, vous pouvez solliciter une consultation si vous souffrez physiquement et/ou psychologiquement, et si vous pensez que c'est en grande partie à cause de votre travail.

QUE DIT LA LOI ?

L'obligation de suivi médical s'applique à tout salarié en CDI, en CDD, en intérim ou en contrat d'apprentissage. Les agents publics bénéficient aussi d'une médecine du travail.

- Le médecin du travail est soumis au code de déontologie médicale, et à ce titre tenu au secret professionnel. N'ayez donc aucune crainte à ce sujet : il ne peut répéter à votre employeur ce que vous lui dites.
- L'article L4622-2 du code du travail garantit son indépendance, même s'il est sous la subordination administrative et le contrôle de l'employeur.
- L'article D4711-1 du code du travail prévoit que doivent être affichés dans les locaux de l'entreprise l'adresse et le numéro de téléphone du médecin du travail ou du service de santé au travail compétent pour l'établissement, celui des services de secours d'urgence et celui de l'inspection du travail compétente, ainsi que le nom de l'inspecteur compétent.

CHAPITRE 2

BIEN DANS MON JOB...

PHYSIQUEMENT

La santé au travail ? Je parie que, spontanément, vous pensez mal de dos, troubles musculo-squelettiques et compagnie. Et c'est bien normal : au travail, le corps est fortement sollicité, surtout dans certains métiers. Pour autant, rester assis toute la journée devant son ordi n'est pas dénué de danger. Figurez-vous que la sédentarité est aussi néfaste pour la santé que la cigarette. C'est dire ! Alors bien sûr, adopter une bonne posture, être bien équipé, c'est important, mais cela ne suffit pas. Bouger, c'est la clé ! Depuis le temps que je le répète, vous devez commencer à le savoir : sortir les gens de leur sédentarité, c'est un peu mon cheval de bataille... avec une bonne alimentation et un sommeil de qualité. La base, quoi !

ÉPIDÉMIE DE TROUBLES MUSCULO-SQUELETTIQUES

Travailler peut faire mal, au corps pour commencer. Les troubles musculo-squelettiques, ou TMS de leur petit nom, englobent toutes les affections touchant les différents « tissus mous ». Et le moins qu'on puisse dire, c'est qu'ils sont nombreux : muscles, tendons, ligaments, articulations, nerfs et même vaisseaux... Des pathologies musculaires aux tendinites en passant par les syndromes canalaires, ces TMS entraînent des douleurs, des raideurs, une perte de souplesse ou de force plus ou moins marquée, parfois réversible, d'autres fois non. Une vraie plaie au quotidien.

AUTOTEST JE REPÈRE MES FACTEURS DE RISQUE

- ☐ Je porte de lourdes charges.
- ☐ Mon travail est très physique.
- ☐ J'ai souvent une posture ou une position inconfortable durant mon travail.
- ☐ Je fais un travail qui nécessite des gestes répétitifs.
- ☐ Je subis des chocs ou des vibrations.
- ☐ Je travaille dans le froid.
- ☐ Je reste assis(e) de longues heures devant mon ordi.
- ☐ Je ne suis plus tout(e) jeune.
- ☐ J'ai quelques problèmes de santé.
- ☐ J'ai une surcharge de travail.
- ☐ Je travaille toujours en flux tendu.
- ☐ J'ai peu de pauses.
- ☐ Je ne dispose pas de moyens suffisants pour faire correctement mon travail.
- ☐ Je suis très impliqué(e) émotionnellement dans mon travail.
- ☐ Je manque de motivation, je m'ennuie dans mon job.
- ☐ Je ne trouve plus de sens à mon travail.
- ☐ J'ai des problèmes relationnels.
- ☐ Je ne me sens pas soutenu(e), pas reconnu(e) dans mon travail.
- ☐ Je traverse une période difficile dans ma vie.

La première cause de maladie professionnelle

Les chiffres des TMS[1] parlent d'eux-mêmes : 88 % des maladies professionnelles, 30 % des arrêts de travail, 44 492 cas déclarés et une augmentation annuelle de 2,3 %. On vous épargnera le coût pour l'Assurance maladie (le trou de la Sécu est un puits sans fond de toute façon) et pour les employeurs. Et ces chiffres sont en deçà de la réalité, puisqu'on estime qu'un grand nombre de TMS ne sont pas déclarés, par manque d'information du côté du salarié notamment. La procédure, il est vrai, n'est pas simple ! Il faut bien cocher toutes les cases dans les tableaux des maladies professionnelles établis par l'Assurance maladie : symptômes, temps d'exposition aux contraintes professionnelles (cinq ans pour le mal de dos !), examens, etc. Il arrive souvent aussi que le salarié refuse de déclarer son TMS, de peur d'être mis au ban par sa hiérarchie ou d'être étiqueté comme personne « fragile »... Certes, il y a du mieux : le taux de « sous-déclarations » serait passé de 55 à 43 % entre 2019 et 2015 concernant le rachis lombaire, de 70 à 60 % pour le coude et de 65 à 59 % pour l'épaule[2], mais ces chiffres restent tout de même élevés. Peut mieux faire !

CARTOGRAPHIE DES TROUBLES MUSCULO-SQUELETTIQUES

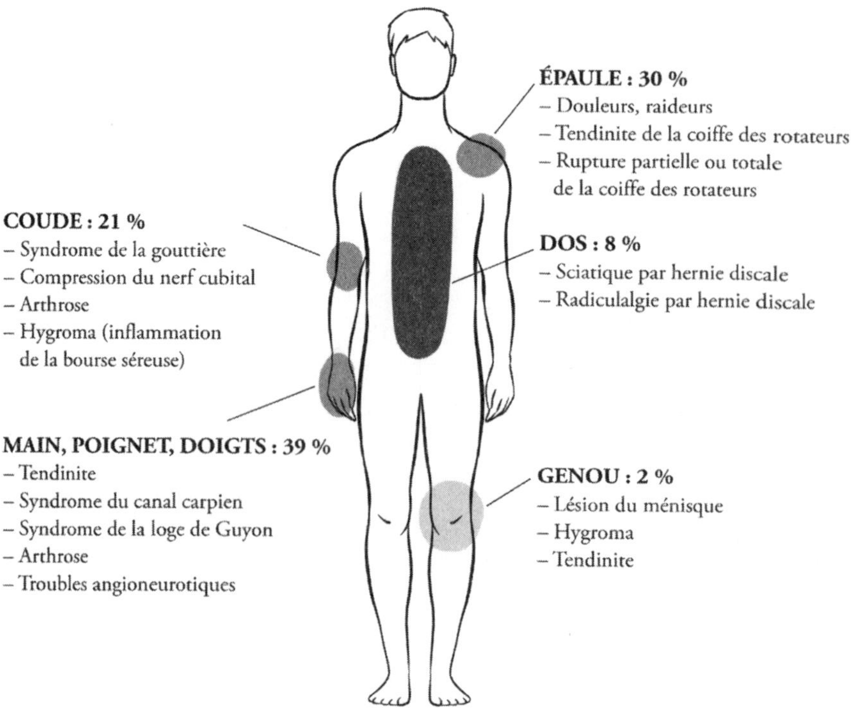

Tous touchés !

Le rôle du travail dans les TMS, que ce soit dans leur apparition, leur maintien ou l'aggravation des symptômes, n'est plus à démontrer. La faute à qui ? À certains facteurs biomécaniques entre autres, qui vont excessivement solliciter l'appareil musculo-squelettique : posture de travail extrême, gestes répétitifs, port de lourdes charges, vibrations et chocs mécaniques... Ouvriers qui travaillent sur une chaîne, ouvriers du bâtiment, aide-soignantes devant soulever les patients pour leur toilette, coiffeuses travaillant bras levés, chauffeurs routiers subissant les vibrations de leur véhicule, ouvriers qui manient le marteau-piqueur, personnes qui travaillent dans le froid... la liste des professions à haut risque de TMS est longue. Pour autant, on n'est pas épargné en restant assis devant son ordinateur à longueur de journée. Le cou en extension pour fixer l'écran entraîne des cervicalgies, le dos enroulé génère des lombalgies, les mouvements d'essuie-glace du bras entre le clavier, la souris et le téléphone favorisent les pathologies de l'épaule, tandis que l'utilisation intensive de la souris augmente le risque de syndrome du canal carpien. Les maux du travailleur 2.0 ! À ces contraintes biomécaniques viennent s'ajouter de nombreux autres facteurs de risque de TMS.

LE SYNDROME DU CANAL CARPIEN : LA MALADIE DE LA SOURIS

En hausse constante, le syndrome du canal carpien se manifeste par des fourmillements, des picotements ou un engourdissement de la main et du poignet, puis des douleurs pouvant irradier jusqu'à l'avant-bras. À terme, parfois, on n'a plus assez de force pour tenir un objet correctement. Le problème vient du nerf médian, un grand nerf qui passe par l'avant-bras et finit dans le pouce, l'index, le majeur et l'annulaire. Ce nerf forme comme un delta qui, forcément, passe par le poignet. Le souci, c'est que parfois ça coince : le nerf est comprimé. En cause, notamment, la cassure du poignet lors de l'usage intensif de la souris et du clavier. On peut limiter la casse en choisissant du matériel ergonomique. Les personnes qui se servent beaucoup de leurs doigts en pince (caissières, coiffeurs, boulangères, couturiers, etc.) et les fanas de travaux manuels sont aussi à risque. Un conseil : changez régulièrement de position quand vous travaillez, et tenez vos outils à pleine main et non pas du bout des doigts. La bonne nouvelle, c'est que le syndrome du canal carpien se soigne plutôt bien. Si les antalgiques sont peu efficaces, d'autres traitements ont fait leurs preuves : le port d'une attelle la nuit, des infiltrations de cortisone dans le canal carpien et, en dernier recours, la chirurgie. Celle-ci se fait sous endoscopie et consiste à ouvrir le canal carpien afin de libérer le nerf médian.

Les facteurs de risque de TMS					
Facteurs individuels	Environnement de travail	Stress		Contraintes bio-mécaniques	
		Organisation du travail	Facteurs psychosociaux		
Âge Ancienneté au poste Sexe État de santé ...	Bruit Froid Éclairage Manque d'espace ...	Délais trop courts Travail en flux tendu Manque de récupération Absence de pauses Faible marge de manœuvre ...	Manque de motivation, de reconnaissance Mauvaises relations au travail Insatisfaction Monotonie des tâches Perte de sens ...	Gestes répétitifs et/ou contraignants Posture inconfortable prolongée Port de charges lourdes Vibrations, chocs ...	

Vous avez mal... à qui en parlez-vous ?

- À votre supérieur ou à votre directeur (selon la taille de votre entreprise), puisque votre employeur est, sur le plan juridique, responsable de votre santé et de votre sécurité au travail.
- À vos représentants du personnel : représentants de proximité, élus au comité social et économique (CSE) ou à la commission santé, sécurité et conditions de travail (CSSCT).
- Dès les premiers signes, à votre médecin traitant, puis demandez une visite auprès du médecin du travail.
- Aux chargés de prévention, s'il y en a dans votre entreprise.

QUE DIT LA LOI ?

Il n'existe pas de texte réglementaire spécifique pour la prévention des TMS, mais, en vertu de l'article L4121-1 du code du travail, l'employeur est tenu de préserver la santé physique et mentale de ses salariés. Il doit donc prendre toutes les mesures de prévention nécessaires pour éviter les TMS. Par ailleurs, des contraintes réglementaires ont été fixées pour les activités à risque : activités liées à la manutention de charges (articles R4541-1 à R4541-10 du code du travail), activités liées à l'utilisation d'un écran (R4542-1 à R4542-19), activités exposant aux vibrations mécaniques (R4441-1 à R4447-1).

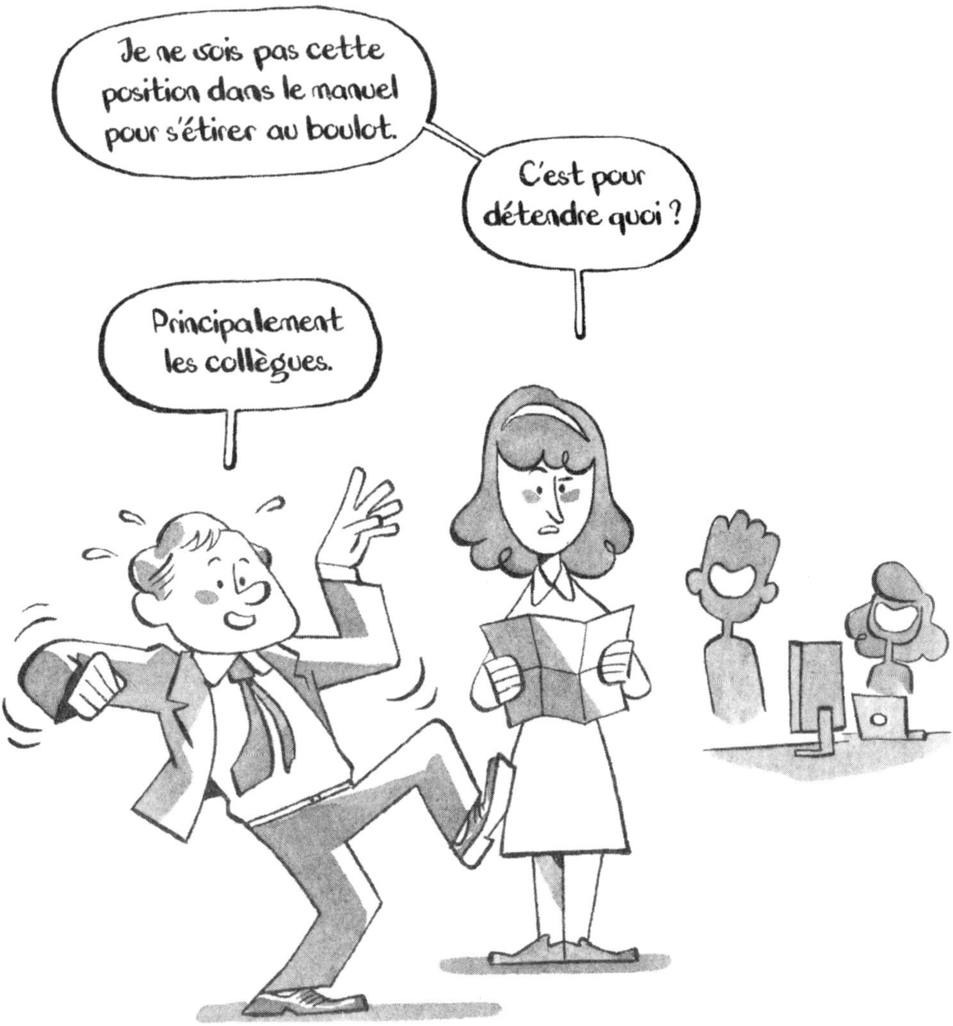
Je ne vois pas cette position dans le manuel pour s'étirer au boulot.
C'est pour détendre quoi ?
Principalement les collègues.

LE DÉCRYPTAGE DE L'EXPERT

Fabien Coutarel

enseignant-chercheur à l'université Clermont Auvergne, ergonome et détenteur du titre d'ergonome européen, vice-président du Collège des enseignants chercheurs en ergonomie et membre du conseil d'administration de la Société d'ergonomie de langue française

« Les troubles musculo-squelettiques ne sont pas seulement une question de biomécanique. »

Quelle est la part du stress dans les TMS ?

Fabien Coutarel : Depuis les années 2000, il n'y a plus débat, les facteurs psychosociaux sont reconnus comme étant des facteurs de risque d'apparition des TMS. Par « facteurs de risques psychosociaux », on entend notamment un faible soutien de la hiérarchie et des collègues, le manque d'autonomie, de sens, de reconnaissance, l'insécurité sociale et économique, les conflits de valeur, etc. L'approche initiale du stress, ancrée sur l'idée d'une charge cognitive trop élevée, s'est beaucoup élargie aujourd'hui à tout ce qui, dans le milieu professionnel, fragilise la personne. Il ne s'agit donc pas seulement de la charge de travail, mais aussi de la manière dont on vit son travail, de l'expérience que l'on fait d'être, d'agir au travail. Bien sûr, en ce qui concerne les TMS, les facteurs physiques (biomécaniques et physiologiques notamment) restent présents. Ils se combinent aux facteurs psychosociaux, dans des conditions toujours singulières. De cette combinaison résulte une accentuation ou une diminution du risque de survenue de TMS.

Connaît-on les mécanismes en jeu ?

F.B. : La littérature met en avant différents mécanismes, directs et indirects. Le stress est, par exemple, associé à des phénomènes pro-inflammatoires au niveau des tissus et à une augmentation du tonus musculaire général. Indirectement, l'absence d'aide et de soutien prive la personne de ressources utiles pour gérer son astreinte physique, par exemple faire face à un pic d'activité.

Certaines zones du corps sont-elles plus touchées par ces risques psychosociaux ?

F.B. : Selon de récentes études, les pathologies proches de la colonne vertébrale (les lombalgies, cervicalgies et épaules notamment) seraient associées à une part plus importante des facteurs de risques psychosociaux dans l'étiologie des TMS, pour ce qui concerne les effets directs. Il semblerait aussi que les facteurs psychosociaux prennent une place importante dans la survenue des TMS lorsque l'on constate des douleurs sur différentes zones : épaule, poignet, coude, etc. Ces douleurs qui « tournent » au fil du temps caractérisent souvent un stade de chronicisation de la pathologie, avec des douleurs très régulières et non directement liées aux activités professionnelles. Elles sont aussi plus difficilement réversibles, et globalement associées à une certaine fragilisation de la personne : celle-ci se demande si elle pourra continuer à travailler, et pendant combien de temps. Elle adopte aussi des stratégies d'évitement qui peuvent la surexposer : moins on réalise une tâche, plus on est en difficulté lorsqu'on doit l'effectuer. C'est une sorte de boucle infernale.

Est-ce ce qui explique l'apparition de TMS même pour le travail de bureau ?

F.B. : En partie, mais il y a un autre facteur à prendre en compte, la sédentarité. Auparavant, les TMS étaient surtout reconnus comme des pathologies d'hypersollicitation. Avec l'évolution du monde du travail et la transition numérique, le travail s'est sédentarisé, si bien que de plus en plus de TMS sont aujourd'hui liés à une hyposollicitation du corps : il est insuffisamment sollicité par l'activité « travail ». Ce ne sont pas exactement les mêmes symptômes, mais ce sont bien des TMS : un déficit de sollicitation de son corps conduit à un déconditionnement et à une fragilisation de celui-ci. La tertiarisation des activités professionnelles, la spécialisation des compétences (et donc des personnes) et la mobilité des données constituent le terrain d'une sédentarité galopante. Le monde de la santé au travail y est encore peu sensible, mais ce sujet paraît très important pour les générations à venir, avec une possible dérive : la prescription d'une activité physique déconnectée d'une action sur le travail lui-même ou, dit autrement, une sorte de responsabilisation du salarié quant à sa quantité insuffisante d'activité physique, alors que la sédentarité dont il pâtit est largement construite par des choix d'organisation du travail.

Pour prévenir les TMS, il ne suffit donc pas de fournir un bon fauteuil ?

F.B. : Être assis confortablement, c'est toujours mieux. Mais le problème, c'est de rester assis 8 heures par jour ! Avec ces aménagements de confort, on ne s'attaque pas à la cause du problème, en l'occurrence l'organisation du travail. Les modèles dominants d'accroissement de la performance s'appuient sur un travail spécialisé, donc répétitif. S'il en résulte une monotonie et un ennui, voire une perte de sens, cela conduit également à une réduction très importante des types de sollicitation corporelle, et donc à une concentration des contraintes s'exerçant sur certains tissus corporels. Associée à une durée importante et/ou à certaines postures, la tâche peut se révéler pénible et traumatisante, même si l'intensité instantanée peut ne pas paraître élevée. C'est l'organisation du travail dans sa globalité, qu'il faut revoir. Il faut éviter de tomber dans ce que j'appelle le « piège ergonomique » (le piège du siège ergonomique) car, en améliorant le confort de l'assise, on ne fait que différer le moment où la personne se lèvera. On accompagne donc la sédentarité construite par les organisations et on privilégie (sans le savoir le plus souvent) la survenue de TMS et tous les effets de la sédentarité chronique. Il faut envisager les choses autrement, et c'est possible, soyons optimistes !

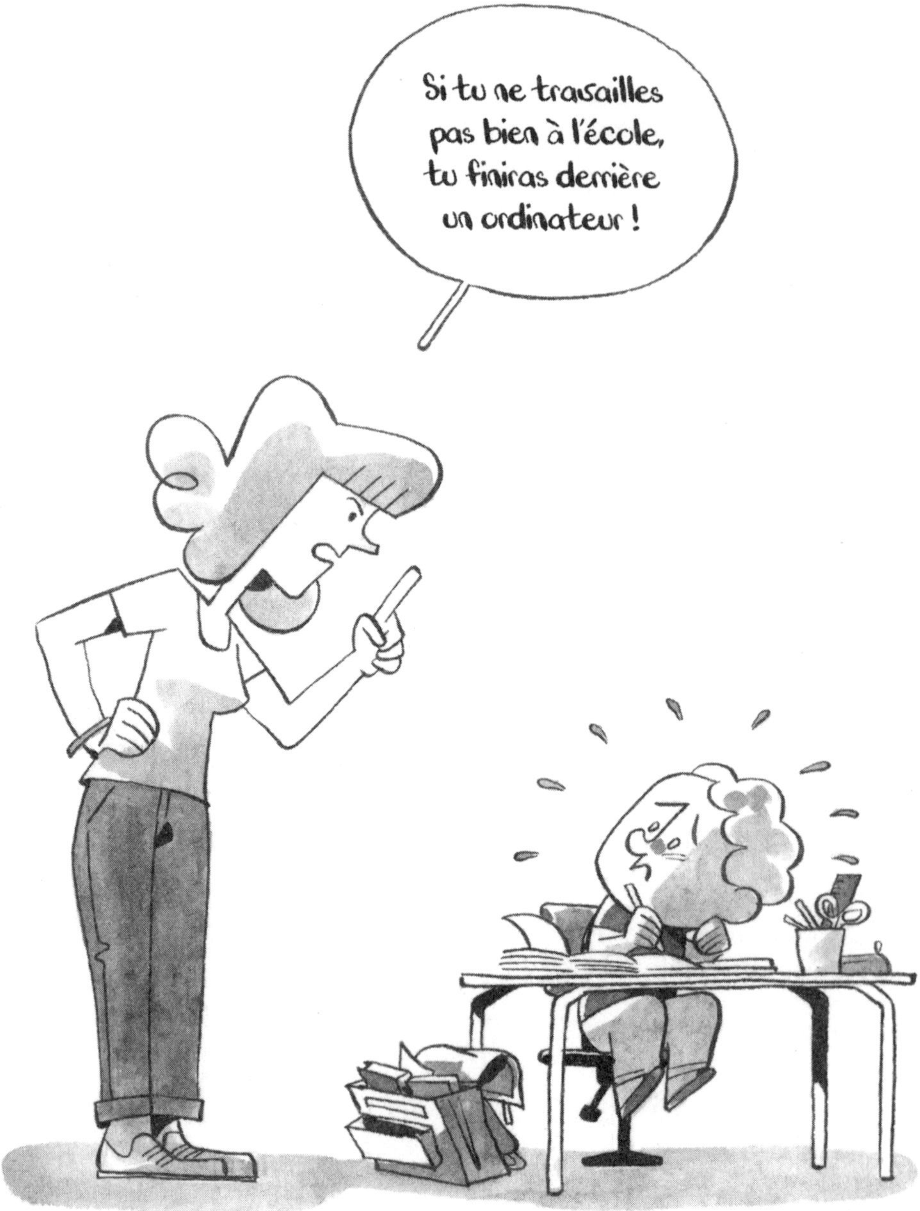
Si tu ne travailles pas bien à l'école, tu finiras derrière un ordinateur !

UN POSTE DE TRAVAIL ERGONOMIQUE

Comment limiter ces TMS (tout en continuant de travailler, cela va sans dire) ? Vaste programme, sachant que les causes sont multifactorielles, mais il faut bien commencer quelque part. Le plus simple : le poste de travail et la posture, même si ce n'est pas la panacée puisque, comme on l'a bien compris, c'est de rester assis toute la journée qui pose problème ! Au vu de l'enjeu de la prévention des TMS, la question de la posture a été étudiée en long et en large. En France, c'est notamment l'INRS (Institut national de recherche et de sécurité pour la prévention des accidents du travail et des maladies professionnelles) qui s'y est collé. De la position de l'écran à celle des mains sur le clavier en passant par l'éclairage ou le type d'assise à privilégier, tout a été passé au peigne fin pour limiter les facteurs aggravants, et ainsi adopter la position assise la « moins pire », on va dire.

L'écran : ni trop haut ni trop bas

Entre ceux qui entassent des ramettes de papier sous l'écran et les autres qui travaillent avec une vue plongeante sur leur ordinateur portable, l'écran est rarement à la bonne hauteur. Pour limiter les TMS, mais aussi préserver sa vision, le haut de l'écran doit être à la hauteur des arcades sourcilières, ni plus ni moins. Petite exception si vous portez des verres progressifs : abaissez un peu l'écran (d'une main) pour éviter d'avoir à incliner la tête vers l'arrière. Certains écrans sont réglables en hauteur, c'est alors parfait. Il existe aussi des bras articulés, ou bras support d'écran. Si on ne peut pas régler la hauteur de l'écran, on peut jouer sur celle du fauteuil, en faisant attention à ce que les pieds restent bien au sol. Dans tous les cas, faites-vous aider par votre collègue préféré, car ce n'est pas si simple de trouver la bonne hauteur tout seul, sans recul. Et, puisque l'on parle de recul, sachez que la distance œil-écran doit être de 1,5 fois la diagonale de l'écran, soit entre 50 et 70 cm, selon la taille de ce dernier. Une petite astuce : cela correspond grosso modo à la longueur d'un bras. Si vous tendez votre bas, vous devez donc à peine toucher l'écran.

FOCUS SUR UNE PROFESSION : L'ERGONOME

« La profession d'ergonome est souvent réduite à la conception d'objets "ergonomiques", à la hauteur de l'écran ou au choix du meilleur fauteuil. Mais l'ergonome ne fait pas que cela… et surtout il ne fait pas tout à fait cela ! Discipline scientifique et pratique professionnelle récentes, l'ergonomie vise d'une part à préserver la santé et à promouvoir le bien-être au travail, et d'autre part à assurer la performance au sens large (la productivité, la qualité, la fiabilité, etc.), l'enjeu étant d'allier les deux. Pour cela, l'ergonome va analyser l'organisation du travail, les moyens mis à disposition, mais également les aléas qui surviennent, et il va centrer son analyse sur la manière dont les individus et les équipes gèrent ces aléas et cette variabilité au quotidien pour tenir les objectifs de performance. À partir de cette analyse, et en recherchant la plus forte implication possible des acteurs locaux, il va coconcevoir des pistes qui allient actions sur l'environnement technique, sur les espaces et sur la circulation, compétences des uns et des autres, organisation du travail, etc. » (Béatrice Barthe, maître de conférences en ergonomie et présidente de la SELF, Société d'ergonomie de langue française).

Un fauteuil de ministre, parce que vous le valez bien

Dis-moi comment est ton fauteuil de bureau, je te dirai comment ton patron te considère ! J'exagère, mais il y a un peu de vrai… Tout comme un bon matelas est essentiel pour le sommeil, le fauteuil est un élément-clé pour une bonne position de travail. Petit portrait du fauteuil parfait…

- Son assise est anatomique (côtés galbés, centre concave) et réglable en profondeur (pour s'ajuster à la longueur des fémurs), de façon que vous puissiez vous appuyer solidement contre le dossier sans que la tranche de l'assise vienne appuyer désagréablement derrière vos genoux. L'assise est également réglable en inclinaison, et bien sûr en hauteur pour que vos avant-bras reposent souplement sur la table, et que vos pieds soient bien à plat sur le sol. Tout le monde n'a pas les jambes d'Adriana Karembeu…
- Son dossier est anatomique (avec une cambrure lombaire) et il monte jusqu'aux omoplates. Il est réglable en hauteur pour que les différents galbes du dossier se fondent avec la courbure de votre dos. Sinon ça ne sert à rien, c'est même contre-productif !
- Il dispose de roulettes, cinq pour un maximum de stabilité. Et, comme le diable se cache dans les détails, elles doivent être adaptées au type de sol : freinées pour un sol dur, libres pour un sol souple.

Voilà pour la base. Après, c'est comme pour les voitures, il y a des options qui font grimper l'addition. Et, comme pour les voitures, certaines sont vraiment utiles, d'autres sont surtout là pour le prestige…

- Les accoudoirs sont bien pratiques, car ils permettent de soulager tous les muscles du haut du corps. Des accoudoirs réglables au moins en hauteur, c'est l'idéal pour que les avant-bras soient à l'horizontale.

- La têtière (ou repose-tête) sert uniquement en bascule postérieure. À moins que vous n'ayez un travail nécessitant de surveiller des écrans en hauteur, elle n'est donc pas obligatoire (même si elle est bien pratique pour faire sa microsieste).
- Le mécanisme « contact permanent » sur le dossier permet de suivre vos mouvements afin de toujours rester en contact avec le dos, mais aussi de varier les postures lors du travail tout en restant assis. N'oubliez pas de régler la puissance du ressort de ce mécanisme.
- Le repose-pied est indispensable pour les personnes mesurant moins de 1,65 m. Il doit être mobile ou incliné à 30°, large et antidérapant.

Mais tout cela ne sert à rien si le fauteuil n'est pas correctement réglé, ce que bien souvent on ne prend pas le temps de faire, ou qu'on ne sait pas faire ! À quand la formation fauteuil de bureau ?

La souris : ergonomique, c'est mieux

Le problème, avec la souris classique, c'est qu'elle impose une pronation complète. Traduction : la paume de la main est entièrement tournée vers la table, or la position la plus relâchée pour l'avant-bras est une pronation de 30°. C'est pour la reproduire que l'on a créé des souris ergonomiques, dont l'inclinaison permet de minimiser la cassure du poignet. La souris inclinée à 35° par rapport à l'horizontale semble le meilleur compromis. Il existe également des souris verticales. Elles limitent la pronation, mais augmentent la sollicitation des fléchisseurs. Elles seront réservées au traitement de l'épicondylite, ou tennis-elbow, une atteinte des tendons du coude. Dernier point : placez la souris de votre côté dominant, dans le prolongement de votre épaule. Si vous utilisez principalement la souris, vous pouvez la mettre devant le clavier. Dans les deux cas, l'avant-bras doit reposer sur le bureau.

Le clavier ergonomique : peut mieux faire

Avec leur forme de V inversé, séparés en deux parties (une pour chaque main), les claviers ergonomiques sont censés respecter la position naturelle des poignets. Certes, ils permettent de préserver l'alignement des mains avec les avant-bras car on frappe avec les coudes légèrement écartés du buste. Revers de la médaille : la charge musculaire des épaules est plus importante qu'avec un clavier standard. Mieux vaut rester sur un clavier classique, légèrement incliné, de 3 cm de hauteur au maximum. Placez-le de telle sorte que la barre d'espacement soit à environ 10-15 centimètres du bord du bureau pour que vous puissiez reposer vos poignets de temps en temps, mais évitez de les poser continuellement sur le bord du bureau pendant la frappe.

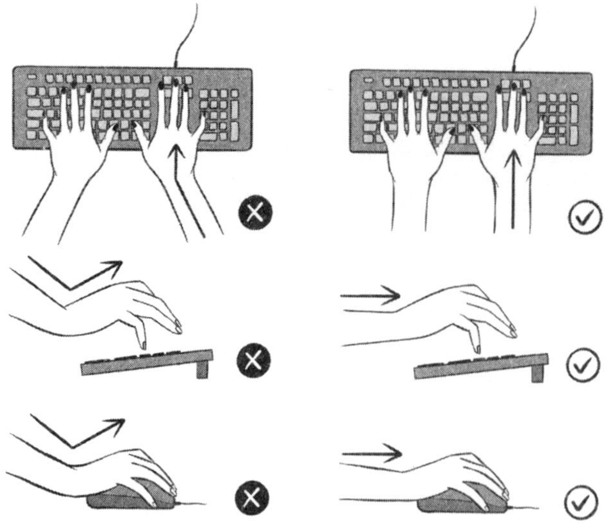

Allumez... la lumière

Les fans d'émissions de déco le savent : l'éclairage fait tout. Au travail aussi, mais pas pour les mêmes raisons. On ne parle pas ici d'esthétique (si c'est joli, c'est encore mieux), mais de santé et de bien-être, car l'éclairage va jouer sur la position du corps et les efforts visuels. Il doit être suffisant, mais pas trop important non plus. En fonction de la nature du travail, il peut donc varier de 300 lux, pour les tâches ne nécessitant pas de percevoir les détails, à 1 000 lux pour celles nécessitant la perception des détails. Pour un travail sur écran, un éclairage de 300 à 500 lux est généralement conseillé. Si vous avez une lampe de bureau en plus de l'éclairage central, veillez à ne pas la mettre directement dans votre champ de vision, pour éviter l'effet d'éblouissement, ni face à l'écran, pour éviter tout reflet sur celui-ci. Si, en plus de l'écran, vous travaillez sur des documents papier, l'éclairage entre les deux supports (écran et papier) doit être assez uniforme. Ajustez donc la luminosité de votre écran.

La position assise parfaite ? Elle n'existe pas !

Une fois bien équipé, il est plus facile d'adopter une bonne position... ou disons la position la « moins pire », puisque toute position, aussi « ergonomique » soit-elle, devient mauvaise dès lors qu'elle nous rend totalement statiques. Selon l'INRS, le travail sur écran ne devrait pas dépasser 4 heures par jour... Que ceux qui les dépassent allègrement lèvent la main !

LA POSTURE DE MOINDRE INCONFORT

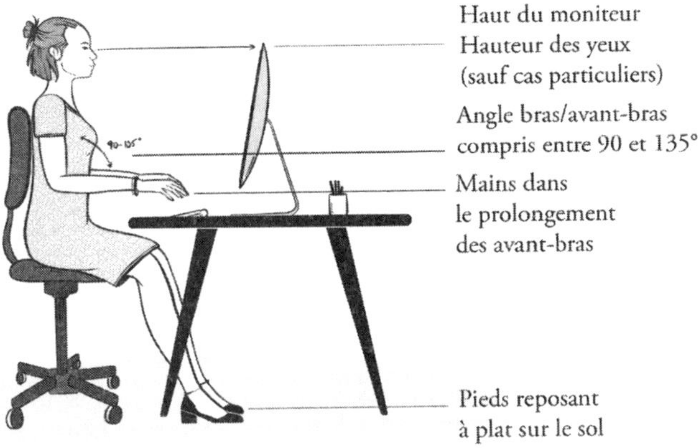

Le travail sur ordi portable ? Un corps compacté !

Le dos voûté, la tête en appui sur une main façon penseur de Rodin… On vous prend en flag ! Avec son écran trop petit et trop bas, son clavier riquiqui, sans parler du trackpad, l'ordinateur portable vient bafouer une à une toutes les règles des bonnes pratiques ergonomiques. D'ailleurs, l'INRS estime qu'un ordinateur portable sans accessoires ne devrait pas être utilisé plus de 2 heures en continu, une limite que l'on dépasse largement en télétravail… Alors que l'usage de l'ordinateur portable se démocratise dans l'univers pro, comment limiter la casse ? Essayez ces accessoires, vous verrez la différence :

- un support, afin que le haut de l'écran soit au niveau des yeux ; le choisir réglable en hauteur pour qu'il s'adapte à toutes les configurations (travail, télétravail…) ;
- un clavier dissocié ;
- une souris dissociée.

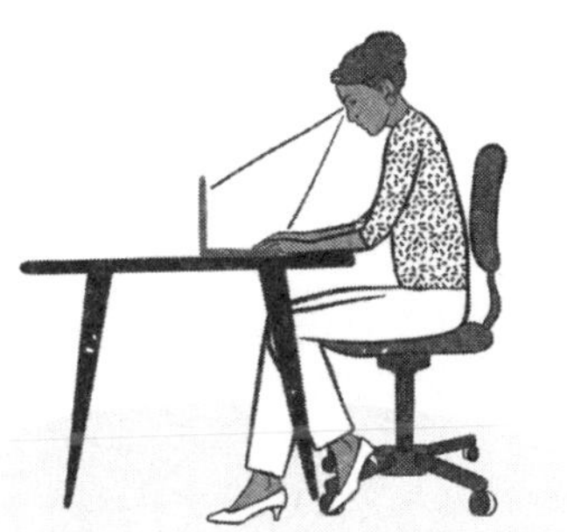

Ordinateur portable sans support

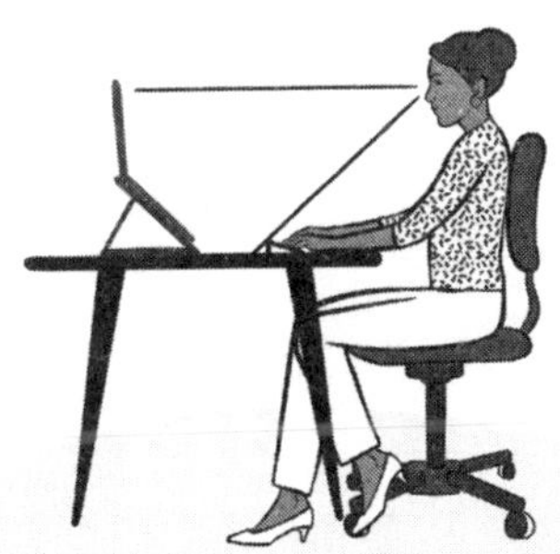

Ordinateur portable avec support

BOUGER, C'EST LA CLÉ

Le réveil sonne, Bernard saute sous la douche. Après un petit déjeuner devant son smartphone, il se prépare, prend l'ascenseur pour aller deux étages plus bas, direction le parking où l'attend sa belle berline. Arrivé au travail, rebelote : ascenseur jusqu'au troisième étage. Après un petit tour à la machine à café, c'est parti pour huit heures de travail entrecoupées par un sandwich englouti devant l'écran. Retour à la maison. Exténué, Bernard a bien mérité sa pizza quatre fromages devant sa série préférée. Ainsi va la vie d'*Homo sedens*... C'est oublier qu'à la base l'être humain est un *Homo erectus*, un bipède érigé, peu adapté à la station assise prolongée.

Sitting is the new smocking

Il fut un temps où les mineurs risquaient leur vie avec les coups de grisou. Aujourd'hui, rares sont les professions où l'on met littéralement sa vie en jeu, et bien sûr c'est tant mieux. Depuis les années 1950, la sédentarité au travail a augmenté de 83 %. On pourrait s'en féliciter : assis toute la journée derrière un bureau, c'est tout de même moins fatigant et plus sûr ! Pourtant, le risque est bien là, mais plus insidieux : la sédentarité (du latin *sedere*, « assis ») est un véritable fléau pour la santé, et cela va bien au-delà du problème des TMS. Plus le temps passé assis est élevé, plus courte serait l'espérance de vie. Un seul chiffre pour vous donner une petite idée : être assis 11 heures ou plus par jour augmenterait le risque de mort prématurée de 40 % par rapport à une personne restant assise 4 heures ou moins, a conclu une méta-analyse[3]. Et si la pratique régulière d'un sport abaisse un peu ce risque, elle ne l'élimine pas pour autant.

Anatomie d'un suicide à petit feu

Système cardio-vasculaire, appareil musculo-squelettique, système digestif, cerveau : tout notre corps pâtit de cette sédentarité longue durée. En position assise, les muscles sécrètent une quantité moindre de lipoprotéine lipase (LPL), une enzyme chargée de décomposer les graisses dans le sang, ce qui favorise le mauvais cholestérol. Parallèlement, le sang circule moins bien et l'hypertension guette. C'est le cocktail idéal pour les maladies cardio-vasculaires. Passons ensuite au pancréas, qui a la lourde responsabilité de sécréter l'insuline, hormone chargée de réguler notre glycémie. Problème : lorsque les muscles sont au repos, les cellules répondent moins bien à cette insuline. Le pancréas doit donc en sécréter davantage pour obtenir le même résultat. Un cercle vicieux qui, avec d'autres facteurs, peut entraîner de la résistance à l'insuline et, à terme, un diabète de type 2. Quant au cancer, certaines études ont associé la sédentarité à un risque accru de cancer du côlon et du sein, mais on ne connaît pas encore clairement les mécanismes en jeu. Côté cerveau, le fait de bouger favorise l'apport de sang et d'oxygène, ainsi que la sécrétion de neurotransmetteurs impliqués dans l'humeur et l'énergie. À force de rester assis de longues heures devant son ordi, normal qu'on finisse par avoir le cerveau embrumé ! On vous épargnera la mauvaise circulation dans les jambes, les muscles affaiblis et le risque d'ostéoporose (moins les os sont sollicités, plus ils sont fragiles)...

LES FIBRES DE CENDRILLON

Rien à voir avec un conte de fées ! Quand on reste de longues heures en position statique, certaines fibres musculaires sont continuellement actives, même à très faible niveau de sollicitation. Parce qu'elles ne s'arrêtent jamais de travailler, on les appelle « fibres de Cendrillon ». C'est le cas notamment des fibres musculaires du trapèze, qui occasionnent des tensions dans le cou et les épaules. Parfois même, elles ne se décontractent plus du tout, entraînant alors contractures et douleurs constantes, parfois très invalidantes.

Je vous présente Emma...

Dos bossu, yeux secs et rouges, teint blafard, peau sèche et sujette à l'eczéma, jambes et poignets gonflés, varices, pilosité excessive dans le nez et les oreilles : voici Emma. Ce n'est pas votre crush sur Tinder, mais votre collègue de 2040... du moins selon Fellowes, société britannique spécialisée dans les meubles ergonomiques pour le bureau. Après avoir conduit une étude[4] sur le sujet, l'entreprise a réalisé une statue en cire censée représenter les conséquences des mauvaises habitudes dues au travail moderne : travail sur écran, sédentarité, posture avachie, mouvements répétitifs, mauvaise qualité de l'air (d'où les poils !), stress, manque de lumière naturelle... Si vous ne souhaitez pas ressembler à Emma dans une vingtaine d'années, suivez nos conseils...

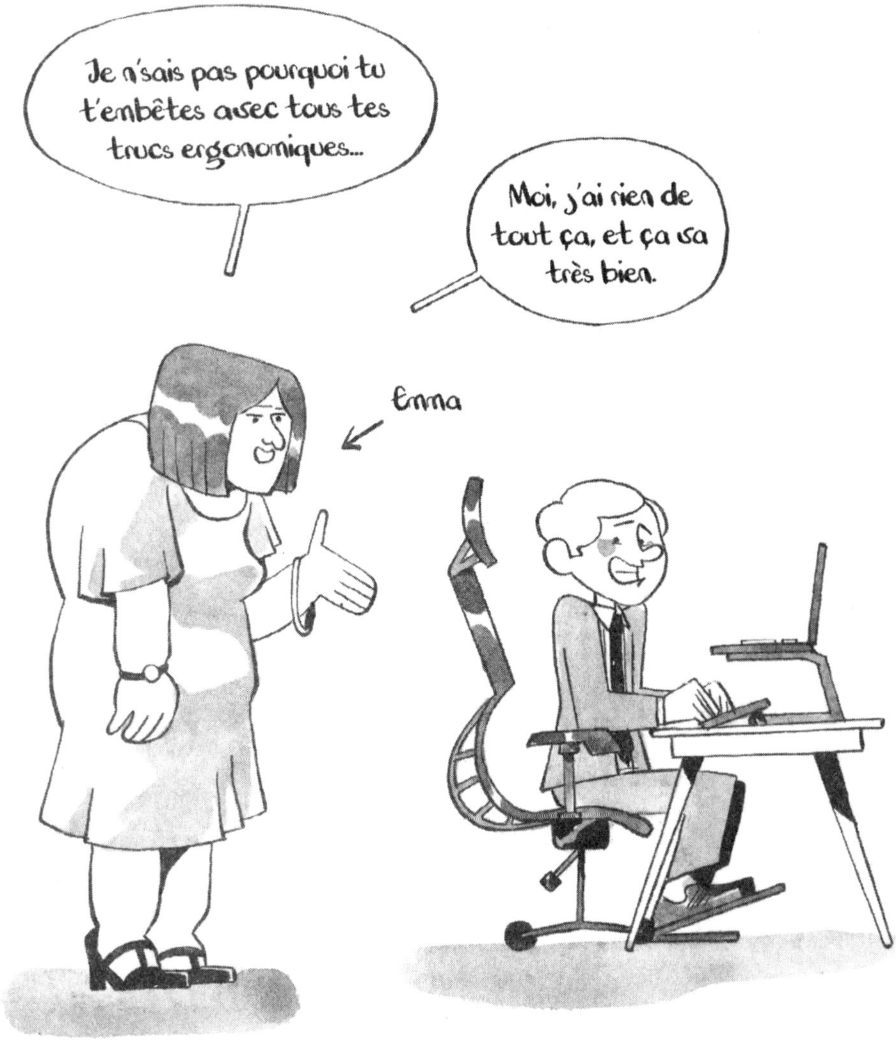
Je n'sais pas pourquoi tu t'embêtes avec tous tes trucs ergonomiques...
Moi, j'ai rien de tout ça, et ça va très bien.
Emma

Des pauses actives tout au long de la journée

Ce n'est pas une incitation à se mettre à la cigarette ou à échanger des potins à la machine à café, mais bel et bien une question de santé : faire des pauses régulièrement est indispensable. Côté productivité, cette pause est même utile, n'en déplaise aux chasseurs de temps morts. Même l'INRS le dit ! L'Institut recommande en effet une pause active d'au moins 15 minutes après environ 2 heures de travail (dialogue), ou une pause active d'au moins 5 minutes après environ 45 minutes de travail (saisie de données, traitement de texte), ou une pause active d'au moins 10 minutes après environ 50 minutes de travail en régime intensif (travail au rendement ou à cadence imposée). Et quand on dit pause, il ne s'agit pas de rester assis devant son ordi ou son smartphone pour aller sur les réseaux sociaux. On parle de pause active, nuance ! Se lever, faire quelques pas pour changer de position peut suffire. Faire quelques étirements, c'est encore mieux.

---

5 MINUTES POUR S'ÉTIRER AU BUREAU*

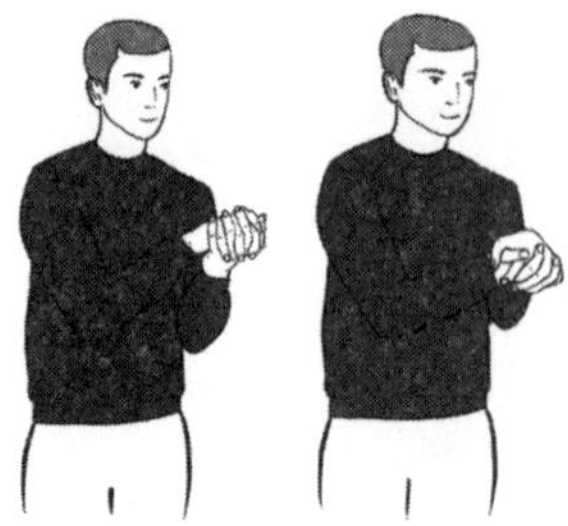

Roulement des poignets

Debout, pieds écartés, coudes au corps, épaules relâchées, doigts entrelacés.
Rotation ample et lente des poignets sans désunir les doigts.
Fréquence : 10 rotations dans chaque sens.

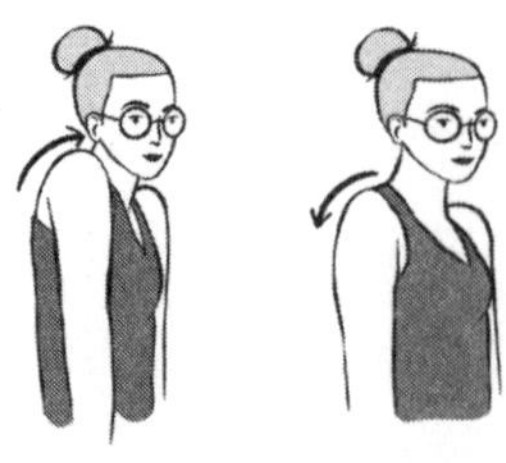

Aldo

Debout, pieds écartés, mains dans les poches, bras relâchés.
Rotation des deux épaules, bras relâchés, dans un sens et dans l'autre.
Fréquence : une épaule seulement, puis l'autre, durant 30 secondes.

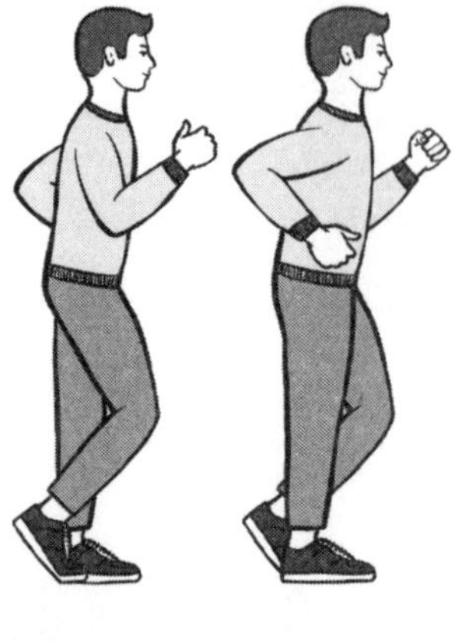

Le marcheur

Debout, pieds écartés à la largeur du bassin, bras relâchés.
Se déhancher alternativement à droite et à gauche en montant sur la pointe des pieds = marcher sur place sans décoller la pointe des pieds, avec amplitude !
Fréquence : 5 fois de chaque côté.

Titanic

Assis, pieds bien à plat sur le sol, bras écartés sur le côté.
Rentrer le menton pour aligner les cervicales, et écarter les bras au maximum (comme pour pousser les murs d'un couloir). Veiller à ne pas hausser les épaules !
Fréquence : 3 fois en tenant 10 secondes à chaque fois. Relâcher tout entre 2 mouvements en expirant amplement.

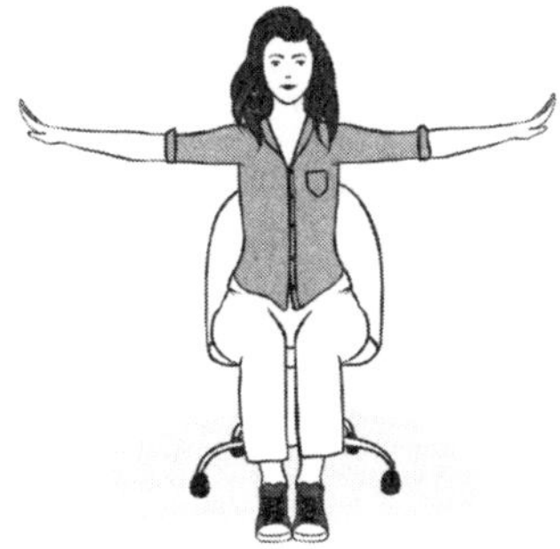

Olé toréador

Debout, pieds écartés à la largeur du bassin, bras tendus au zénith au-dessus de la tête, doigts entrelacés.
Basculer le bassin vers la droite afin d'étirer le côté du tronc, puis vers la gauche. Ne pas bloquer la respiration.
Fréquence : 3 fois de chaque côté.

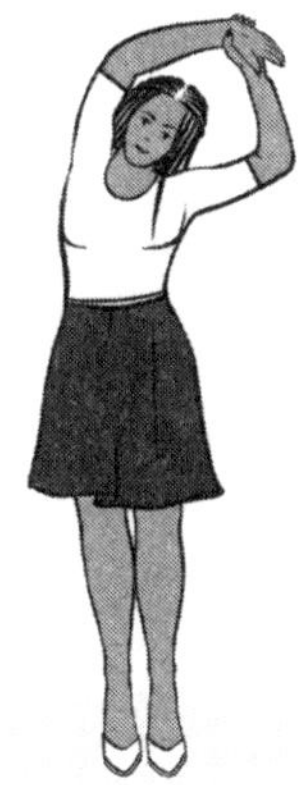

Ouverture fermeture

Debout, pieds écartés à la largeur du bassin, mains dans le dos.
Phase 1 : inspirer, étirer les bras dans le dos vers le sol, rentrer le menton, se grandir et sortir la poitrine.
Phase 2 : expirer, fléchir les genoux, pousser les mains vers l'avant, regarder son ventre, arrondir son dos.
Fréquence : 3 ou 4 alternances.

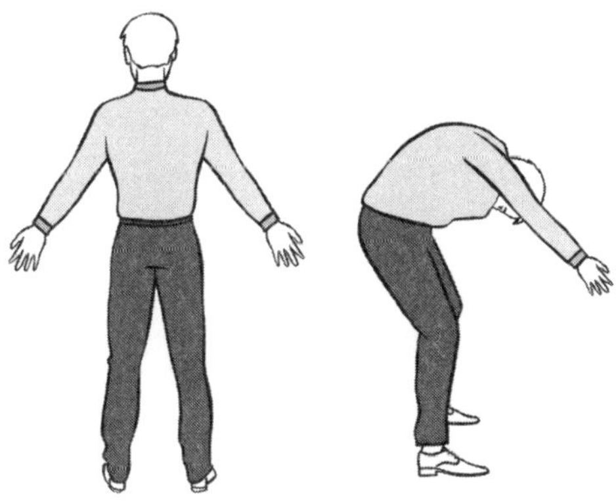

Pause dos dos

Pieds écartés à plat au sol, mains posées sur une chaise, genoux un peu fléchis.
Envoyer les fesses en arrière, étirer le dos et envoyer la poitrine vers le sol.
Tenir 30 secondes, respirer amplement.

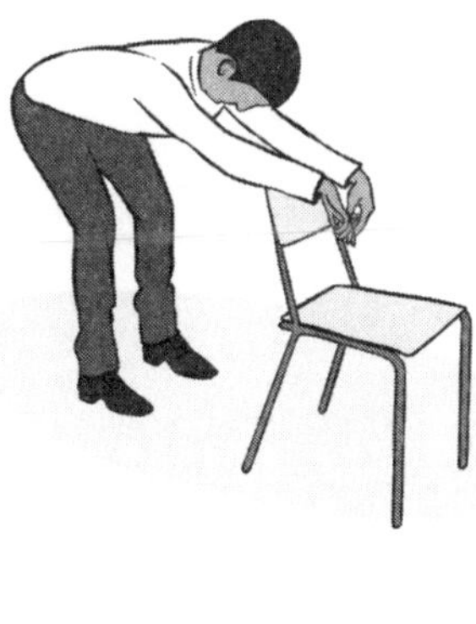

Fin de chantier

Debout, pieds écartés à la largeur du bassin, mains posées sur les hanches, pouces en avant.
Pousser les hanches vers l'avant sans décoller les talons. Tenir de 10 à 20 secondes, puis revenir doucement.
Fréquence : de 3 à 5 fois.

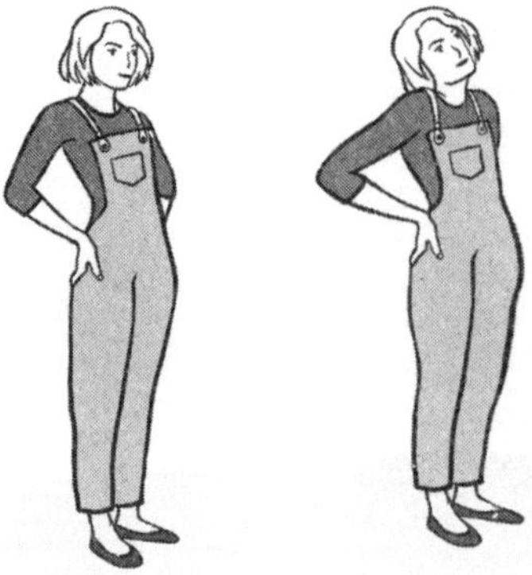

Le salut de la marquise

Jambe arrière fléchie, jambe avant tendue.
Ramener la pointe du pied avant vers soi, incliner le tronc autour des hanches et envoyer les fesses en arrière en maintenant le dos droit.
Fréquence : de 20 à 30 secondes de chaque côté.

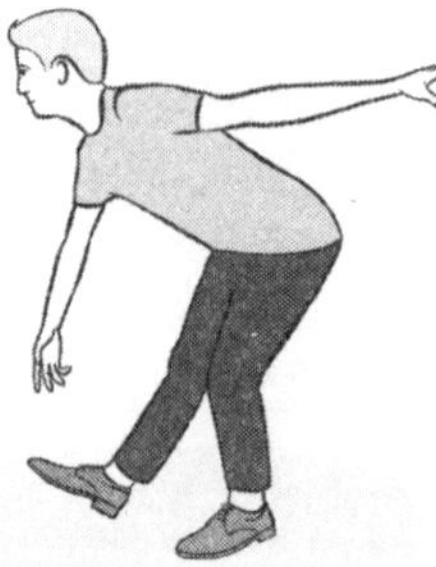

Relax Max

Assis pieds à plat au sol, dos appuyé contre le dossier du siège, cervicales en légère extension.
Pétrir les muscles du cou entre le pouce et les doigts, en progressant de bas en haut, puis lisser les muscles trapèzes de la base du crâne en allant vers les épaules.
Fréquence : 30 secondes.

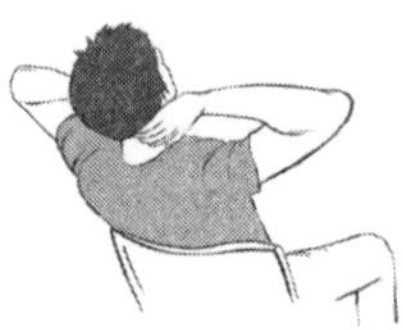

La tortue

Regard fixant un point éloigné, à la hauteur des yeux, reculer la tête, le menton glissant sur un plan horizontal.
Relâcher doucement en revenant en position initiale. Le tronc reste immobile.
Fréquence : de 5 à 10 fois.

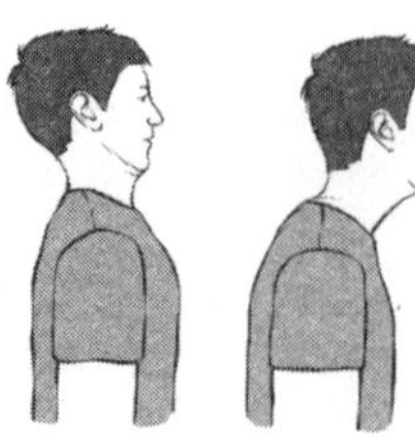

* Routine proposée par l'association Kiné Ouest Prévention, qui développe des actions de prévention en santé au travail et en santé publique animées par des kinésithérapeutes.

Huit trucs pour bouger plus

1. Allez voir votre collègue plutôt que de lui envoyer un mail. C'est aussi bon pour les relations.
2. Levez-vous pour téléphoner et, pourquoi pas, faites les cent pas. Selon une étude[5], on est plus créatifs en marchant.
3. Placez l'imprimante un peu plus loin que l'ordinateur.
4. Allez aux WC à l'étage supérieur (en prenant les escaliers, bien sûr).
5. Mieux encore, montez régulièrement les escaliers en sprintant. Une étude[6] a montré que les personnes gravissant trois étages à vive allure trois fois par jour avaient une meilleure forme physique et de meilleurs résultats au test d'effort. Challengez vos collègues, rien de mieux pour le *team building* !
6. À midi, faites le tour du parc le plus proche.
7. Descendez une station de bus, de tram ou de métro plus tôt.
8. Dans les transports, restez debout.

Travailler debout : la solution ?

Visionnaire, Winston Churchill le fut, et pas seulement en politique. Le Premier ministre anglais, aussi célèbre pour son cigare au bec que son verre de scotch à la main, avait une autre lubie, bien meilleure pour la santé celle-là : travailler debout. Aujourd'hui, cela a un nom : le *standing desk*. Au Danemark, par exemple, les entreprises sont légalement tenues de fournir des bureaux ajustables en hauteur afin que les employés puissent travailler aussi bien assis que debout. Plus d'énergie et moins de coups de barre dans la journée, atténuation des douleurs dans les trapèzes... les retours des personnes ayant adopté de standing desk sont souvent positifs. Rester debout n'est cependant pas la panacée. Dès lors qu'une position est maintenue dans la durée, elle est délétère pour le corps. L'idée est donc de varier les plaisirs, en alternant position assise et position debout. Le bon ratio ? Dans des recommandations publiées en 2015 dans le *British Journal of Sports Medicine*[7], un groupe d'experts internationaux recommande de travailler debout au moins 2 heures par jour et jusqu'à 4 heures, fractionnées en courtes phases de 20 minutes par exemple.

Debout oui, mais pas n'importe comment !

Si c'est pour être debout mais avachi, le dos rond et les coudes sur le bureau, ce n'est pas la peine ! Comme en position assise, le regard doit arriver au niveau du haut de l'écran, le cou être en position neutre, les avant-bras parallèles au bureau, les poignets décontractés. Pour cocher toutes ces cases, il faut donc être bien équipé. On trouve dans le commerce des supports pour surélever son ordi et des sur-bureaux pliants à poser sur un bureau classique. Ça, c'est la solution petit budget. Le must, c'est le vrai standing desk (ou « bureau assis-debout », en VF), réglable en hauteur avec une manivelle voire, pour les Rolls-Royce, un système électrique. C'est l'idéal pour ajuster la hauteur à sa taille, et changer facilement entre position assise et position debout au cours de la journée. Mais avec une fourchette de prix allant de 500 à 1 500 €, c'est un certain investissement (pour vous ou votre employeur). On peut également investir dans un tapis antifatigue, qui va atténuer l'effet de la position debout sur les fibres musculaires, les articulations et la circulation sanguine en répartissant de façon plus uniforme les points de pression au sol.

LE STANDING DESK

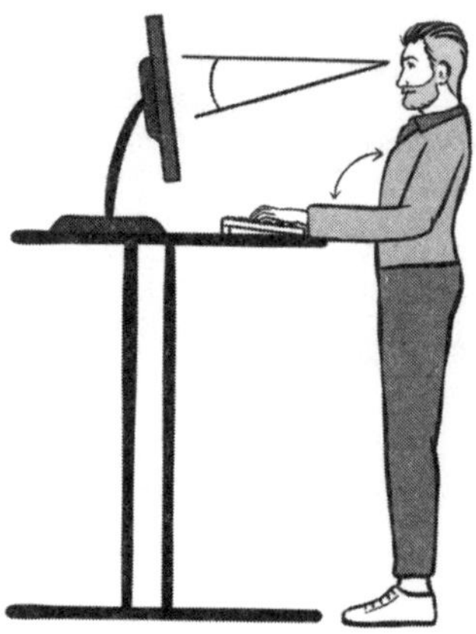

ON PRÉSERVE SA VISION

Yeux qui picotent, difficultés à faire la mise au point, sécheresse oculaire, maux de tête en fin de journée : c'est le tableau typique de la fatigue visuelle, un mal qui touche 59 % des Français[8]. En cause notamment le travail sur écran, qui met nos yeux à rude épreuve. Entre écran, clavier, documents papier, l'œil doit sans cesse bouger de l'un à l'autre et la rétine s'adapter à ces différents supports. On s'en prend plein la vue… mais pas dans le bon sens !

AUTOTEST JE CHECKE MES FACTEURS DE RISQUE

- ☐ Je ne suis plus tout(e) jeune.
- ☐ J'ai déjà un trouble visuel.
- ☐ Je porte des lunettes, mais je ne suis pas sûr(e) qu'elles soient encore adaptées à ma vue.
- ☐ Je fais un travail de précision.
- ☐ Je travaille sur écran.
- ☐ Je travaille sur écran et sur documents papier.
- ☐ J'ai des tâches de recherche d'information sur écran (tableur, liste, etc.).
- ☐ Il y a des reflets sur mon écran.
- ☐ L'image est de mauvaise qualité, la résolution est faible.
- ☐ Mon écran est mal positionné : trop proche de l'œil, trop haut ou trop bas.
- ☐ L'éclairage n'est pas optimal.
- ☐ Je fais rarement des pauses.
- ☐ La climatisation (ou le chauffage) assèche l'air.

AUTOTEST JE REPÈRE LES SIGNES D'ALERTE

- ☐ Sensibilité accrue à la lumière
- ☐ Maux de tête
- ☐ Vision floue
- ☐ Baisse d'acuité visuelle momentanée de loin
- ☐ Difficultés à faire la mise au point de près

- ☐ Vision double
- ☐ Sensation de halos
- ☐ Paupières lourdes
- ☐ Yeux qui tirent ou font mal
- ☐ Yeux qui clignent excessivement
- ☐ Démangeaisons oculaires
- ☐ Picotements
- ☐ Yeux rouges
- ☐ Yeux secs
- ☐ Sensation de corps étrangers

Le CVS, c'est quoi encore ?

Entre lire sur un écran et lire sur du papier, il n'y a pas photo, le premier fatigue bien plus les yeux que le second[9]. Quand on travaille des heures sur écran, ce n'est pas sans conséquence. On a nommé CVS, *computer vision syndrom,* l'ensemble de symptômes oculaires liés ou causés par l'utilisation excessive des écrans en tout genre. On dénombre au total seize symptômes : sensibilité accrue à la lumière, céphalées, vision floue, baisse d'acuité visuelle momentanée de loin, difficultés à faire la mise au point de près, vision double, sensation de halos, paupières lourdes, yeux qui tirent ou font mal, qui clignent excessivement, qui démangent, qui pleurent, qui piquent, yeux rouges, yeux secs, sensation de corps étranger dans l'œil. Inutile de cocher toutes les cases : la présence de quelques-uns de ces symptômes suffit à poser ce diagnostic, qui concerne de plus en plus de personnes. Pas étonnant, puisque nos yeux n'ont pas vraiment été conçus pour les écrans !

La lumière bleue en veut à nos yeux

Autre effet néfaste des écrans : leur lumière bleue. Petit rappel de biochimie : la lumière bleue est une partie de la lumière visible comprise entre 380 et 500 nanomètres (nm) de longueur d'onde. Elle est partout, aussi bien dans la lumière naturelle que dans certaines sources de lumière artificielle, les LED blanches à lumière froide, et dans certains écrans (surtout dans les tablettes et les smartphones). Il faut bien distinguer deux types de lumière bleue : une qui est bleu-violet et l'autre qui est bleu turquoise.

- **La lumière bleu-violet** (415-455 nm) est la longueur d'onde la plus toxique pour les cellules rétiniennes. Une exposition prolongée provoque des lésions photochimiques de la rétine et du cristallin, et constitue un facteur de risque de la cataracte précoce et de la dégénérescence maculaire liée à l'âge (DMLA), laquelle se caractérise par la dégénérescence progressive de la macula, zone centrale de la rétine. Cette lumière toxique est présente dans les écrans, et son incidence augmente quand on réduit la distance de visualisation, mais elle est aussi présente dans la lumière naturelle, d'où l'importance de porter des lunettes de soleil.

- **La lumière bleu turquoise** (vers 490 nm) joue, elle, sur notre rythme veille-sommeil. Nous en reparlerons plus tard.

Les 6 règles pour préserver sa vision au travail

Tout comme il existe des règles pour préserver notre capital soleil, il en existe aussi pour ne pas épuiser trop rapidement notre capital écran. Les conseils de Véronique Morin, orthoptiste et opticienne, responsable formation de l'AsnaV...

1. **On maintient la bonne distance** : pour limiter les efforts musculaires de vos yeux, l'écran doit être placé devant vous, le haut face à votre axe visuel, et à une distance de 1,5 fois la diagonale de l'écran. S'il est trop haut, vous devrez ouvrir grand les yeux, ce qui augmente la surface d'évaporation du film lacrymal. Si vous travaillez sur double écran, disposez-les en chevron face à vous, avec un angle de 30°. Si vous travaillez en même temps sur des documents papier, l'idéal est de les disposer sur un lutrin situé à la même hauteur et à la même distance que l'écran ; si ce n'est pas possible, inclinez-les entre le clavier et l'écran, afin de limiter les efforts d'accommodation.
2. **On traque les reflets** : les reflets demandent un travail supplémentaire à l'œil. On commence donc par choisir un écran mat avec un affichage des caractères foncés (noir, par exemple) sur fond clair (blanc). Évidemment, on évite de placer son écran face à une fenêtre. Dos à la fenêtre ? Ce n'est pas l'idéal non plus, car on est à contre-jour, et l'œil sera irrémédiablement attiré vers la lumière naturelle (lui aussi a envie de s'évader...). La solution : un écran perpendiculaire à la fenêtre pour bénéficier d'une lumière indirecte, sans reflets sur l'écran. Enfin, l'écran doit être légèrement incliné vers l'arrière (20° environ). Astuce : pour vérifier que rien ne se reflète dans votre écran, éteignez-le et observez les reflets sur la vitre.
3. **On filtre (en partie) la lumière bleue** : le seul moyen de se protéger de la lumière bleu-violet (qui abîme la rétine) est d'apposer un filtre entre l'écran et vos yeux. Il existe des filtres anti-lumière bleue pour les écrans, mais ils sont peu répandus. Restent donc les lunettes anti-lumière bleue. Leurs verres, dits de photoprotection

sélective, filtrent une partie de la lumière bleu-violet toxique pour la rétine, mais laissent passer la lumière bleu turquoise afin de préserver ses effets bénéfiques sur la vision et la régulation de l'horloge biologique interne. Ces verres sont disponibles sans correction (pas besoin d'ordonnance) chez les opticiens. Les techniques de filtration — il en existe plusieurs, on vous épargnera les détails… — sont aussi applicables sur les verres avec correction, évidemment. Bien sûr, c'est un peu plus cher, et pas inclus dans le forfait optique « reste à charge 0 » de la Sécu, vous vous en doutez, mais cela vaut le coup de se délester de quelques dizaines d'euros.

DANS L'ASSIETTE

En matière de santé oculaire, un duo nutritionnel a fait ses preuves : la lutéine et la zéaxanthine. Ces deux pigments de couleur jaune appartenant à la famille des caroténoïdes sont naturellement présents dans la macula, cette petite tache jaune d'environ 2 mm qui est située au centre de la rétine. Dotées de propriétés antioxydantes, la lutéine et la zéaxanthine vont protéger les bâtonnets (les cellules photoréceptrices), particulièrement sensibles aux radicaux libres, et former une sorte de filtre qui va absorber la lumière bleue et les rayons UV. Dans l'assiette : chou vert frisé, épinards, brocolis, maïs, œufs.

---

4. **On fait des pauses oculaires actives** avec la règle des 20/20/20 : un break de 20 secondes toutes les 20 minutes en regardant à une distance de 20 pas (soit environ 6 mètres). Ensuite, on cligne des yeux 20 fois de suite afin de bien lubrifier l'œil. Cette technique donnera à vos yeux une pause bien méritée et réduira certains symptômes liés à l'accommodation et à la convergence stimulées par l'usage de l'ordinateur, tout en renouvelant le film de larmes. PS : c'est une pause visuelle, ne vous précipitez pas sur votre smartphone !
5. **SOS œil sec :** le travail sur écran diminue la fréquence et l'amplitude du clignement. Résultat : le film lacrymal s'assèche et l'œil reste sans protection. Il est donc conseillé de limiter la climatisation et le chauffage dans les bureaux. On peut aussi calmer la sécheresse avec un collyre spécial yeux secs. Demandez conseil à votre médecin, à votre opticien, votre ophtalmo ou votre pharmacien. Dernière petite astuce : si vous souffrez de ce genre de symptômes, vous pouvez légèrement descendre votre écran. Cela diminuera votre fente palpébrale (l'espace entre la paupière haute et la paupière basse) et limitera l'évaporation de vos larmes.
6. **On contrôle sa vue régulièrement :** bien sûr, le système va fatiguer encore plus vite si vous portez des lunettes qui n'ont pas la bonne correction… ou si vous n'en portez pas alors que vous devriez. Décrocher un rendez-vous chez l'ophtalmo relève parfois du parcours du combattant, mais il faut s'occuper de sa vue à temps,

car tout peut se dégrader rapidement. Myope, hypermétrope, astigmate, presbyte : quel que soit votre défaut, il doit être compensé, et ce dès le début de la journée. Les lunettes de repos n'existent pas, il n'y a que des lunettes de travail ! En cas de conjonctivite, de maux de tête, de fatigue générale ou de douleurs rachidiennes, d'images dédoublées ou floues, on consulte. Aucun symptôme ? Soit, mais on consulte par principe tous les cinq ans entre 18 et 40 ans. Passée la quarantaine, contrôle technique tous les trois ans en l'absence de problème. Passé l'âge de 45 ans, le cristallin ne peut plus se déformer suffisamment pour assurer la mise au point en vision de près. Passage par la case lunettes obligatoire… Pas de jaloux : hommes et femmes sont égaux face à la presbytie !

QUAND MAL VOIR ENGENDRE DES TROUBLES MUSCULO-SQUELETTIQUES…

Vous voyez mal ? En l'absence de correction, vous allez inconsciemment adopter une posture pour pallier cette mauvaise vue. Le risque : un TMS. La personne myope, par exemple, va se rapprocher de l'écran. À la clé, des douleurs dorsales en fin de journée. L'hypermétrope va, dans un premier temps, arriver à voir net même sans correction, mais à quel prix : ses yeux tirent, il a des nausées et des vertiges. Dans un second temps, l'œil ne peut plus faire l'effort suffisant, la vision se trouble, d'abord de près, puis de loin. Il va alors avoir tendance à s'éloigner de l'écran, une position qui favorise les douleurs aux épaules et aux poignets. Quant au presbyte, un écran à la mauvaise hauteur va l'obliger à fléchir ou à tendre le cou pour mieux voir à travers la partie basse des verres progressifs. Bonjour les douleurs cervicales…

On teste le yoga des yeux

On a tendance à l'oublier, mais nos yeux fonctionnent grâce à des muscles. Et comme tous leurs congénères, les muscles oculaires s'entretiennent. Comment ? Avec le yoga des yeux, par exemple, également connu sous le nom de « méthode Bates », du nom de l'ophtalmologue américain qui l'a mis au point dans les années 1920. Si la méthode ne permet pas de guérir la cataracte et la myopie, comme le faisait alors miroiter le spécialiste, elle est toutefois efficace pour libérer les tensions oculaires, travailler la mobilité et prolonger le dynamisme de l'œil, ce qui est déjà pas mal. Concrètement, il s'agit d'un savant mélange de mouvements des yeux, de relaxation et de respiration, essentielle pour oxygéner correctement toutes les cellules de notre corps, y compris celles de l'œil. C'est l'affaire de 5-10 minutes par jour. Pas besoin de tapis ou de legging de yoga, vous pouvez le faire à votre bureau. Prévenez tout de même vos collègues, ils risquent d'être surpris… Avant, pendant et après les exercices, veillez à respirer profondément, à être détendu et totalement à ce que vous faites. Sinon… essayez plus tard !

LE DÉCRYPTAGE DE L'EXPERTE

Véronique Morin

orthoptiste et opticienne, responsable formation de l'AsnaV (Association pour l'amélioration de la vue)

« Nos yeux ne sont pas faits pour regarder les écrans pendant de longues heures. »

« Si notre corps n'est pas fait pour rester assis pendant des heures, notre système visuel n'est pas non plus constitué pour passer sa journée en vision de près. Notre système visuel est hérité de celui de l'homme des cavernes : il est au repos lorsqu'il regarde de loin, un objet fixe et situé droit devant, sous une luminosité basse et homogène. Le chasseur-cueilleur que nous étions a bien entendu évolué, ainsi que son système visuel. Il s'est notamment adapté en développant des muscles qui nous permettent de voir de près, mais cette évolution a pris des millénaires. Le boom numérique de ces trente dernières années a été bien trop rapide pour que notre vue ait pu s'adapter. La vision sur écran vient donc contredire chaque aspect du repos du système visuel.

■ **Ce n'est pas loin :** pour voir net de près, notre œil fait un effort de mise au point. Il contracte le cristallin, petite lentille située derrière l'iris. On dit qu'il "accommode". L'accommodation fonctionne très bien chez l'enfant, de moins en moins quand on vieillit. Si l'écran est à moins de 3 mètres, l'œil fait un effort chronique pour voir net. Parallèlement, il doit également faire un effort externe pour voir simple. En effet, nous ne voyons simple que si nos deux yeux regardent la même chose en même temps. Pour voir simple un objet qui se rapproche, nos yeux tournent vers l'intérieur. C'est la convergence. Or, anatomiquement, nos yeux convergent mieux vers le bas que droit devant. Pour voir simple et net un objet de près, comme un écran, notre système visuel fait donc un effort interne et un effort externe.

■ **Ce n'est pas stable :** nous utilisons des écrans de plus en plus grands et de plus en plus près, or l'œil ne voit net que sur les 30° centraux, droit devant lui. Pour ne rien manquer, les yeux doivent balayer la totalité de l'écran. Les yeux bougent en contractant leurs muscles, et bouger tout le temps, c'est fatigant.

■ **Ce n'est pas homogène :** l'écran émet de la lumière, mais soit il est situé devant un mur, qui n'en émet pas, soit il est devant une fenêtre, qui en émet trop. L'œil réagissant à l'excès ou au défaut de quantité de lumière, il est ébloui par cette inhomogénéité.

■ **C'est haut :** comme toute tâche visuelle qui requiert de la concentration, regarder un écran diminue l'amplitude et la fréquence du clignement. D'un clignement moyen de 15 à 20 fois par minute, on passe à un clignement de 6 à 8 fois par minute quand on se trouve devant un écran. Le film sébacé qui sert de couvercle au film aqueux des larmes s'abîme, et les larmes s'évaporent, laissant la cornée sans protection face à l'agression du clignement. Or, la cornée est plus sensible que le bout de notre doigt ! De plus, si l'écran est plus haut que l'œil, la paupière est plus ouverte. Enfin, les conditions environnementales (climatisation, chauffage ou pollution), certaines pathologies systémiques ou certains traitements peuvent augmenter ce phénomène, soit en favorisant la

déshydratation des larmes, soit en altérant la sécrétion du film sébacé.
Les premières études s'accordaient pour dire que le travail sur écran ne nuit pas à la santé visuelle, mais sollicite un effort visuel qui, s'il n'est pas interrompu régulièrement par des pauses visuelles, se traduit par une fatigue visuelle à court terme, et l'apparition d'une myopie à long terme, en particulier si l'environnement n'est pas adapté ou s'il existe un défaut visuel passé inaperçu. Les études récentes, elles, tendent à contredire le vieux discours d'un écran inoffensif, et suggèrent plutôt l'existence d'un "capital écran". Plus l'âge augmente, plus les symptômes du CVS apparaissent tôt. Les études ne disent pas si cette augmentation est liée au vieillissement du système visuel, mais il note une majoration des symptômes avec l'augmentation du temps passé sur écran et une apparition de plus en plus fréquente avec l'âge, surtout chez les femmes. »

QUATRE EXERCICES POUR SOULAGER SES YEUX

L'horloge

Imaginez une immense horloge face à vous. Les yeux ouverts, faites lentement le tour du cadran, dans le sens des aiguilles d'une montre. Faites de même dans l'autre sens.

Le crayon

Prenez un crayon et tendez votre bras devant vous, haut du crayon à la hauteur de vos yeux. Pliez lentement votre coude, de façon à amener petit à petit le crayon vers votre nez, en fixant continuellement le bout du crayon. Repartez dans l'autre sens. Faites ainsi quelques allers-retours, doucement. À défaut de crayon, vous pouvez le faire avec votre pouce levé, en fixant votre ongle. Variante : faites cet exercice avec un seul œil, en cachant l'autre avec votre main.

Le pinceau

À l'aide d'un pinceau imaginaire, détourez les objets dans votre champ de vision : l'écran de votre ordinateur, la silhouette de votre collègue, la plante qui trône sur votre bureau...

Le palming

Le palming est à pratiquer lors des exercices de yoga des yeux, pour détendre ces derniers après l'effort, mais aussi à n'importe quel moment de la journée lorsque la fatigue se fait ressentir, ou le soir, avant de dormir. Frottez énergiquement vos paumes l'une contre l'autre afin de créer de la chaleur, puis appliquez-les sur vos yeux, en coupelle, sans exercer de pression au niveau des globes oculaires. La chaleur va décontracter les tensions musculaires tandis que l'obscurité va reposer vos yeux. Restez ainsi jusqu'à ce que les sensations visuelles (taches de couleur, points lumineux) s'estompent.

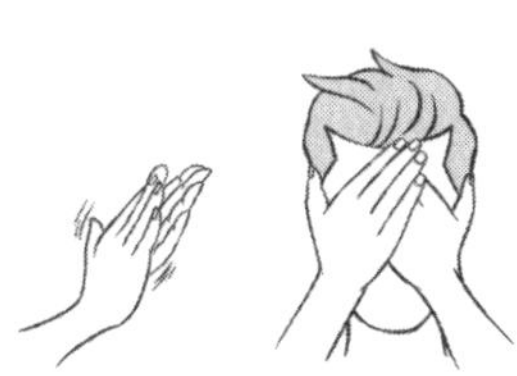

BIEN DORMIR : LA BASE !

Dormir comme un bébé : un doux rêve pour des millions de Français en proie à des troubles du sommeil. Dans ces conditions, difficile d'être bien et efficace au boulot ! Somnolence, troubles de l'humeur, manque de vigilance, baisse de la créativité, difficultés à se concentrer et à mémoriser... un mauvais sommeil a un réel impact sur la qualité de vie au travail. Et inversement : quand ça ne va pas bien au travail, ça va rarement bien sur l'oreiller. Un cercle vicieux dont il faut absolument tenter de sortir au plus vite.

AUTOTEST JE REPÈRE LES SIGNES DE SOMNOLENCE

- ☐ Je bâille souvent durant la journée.
- ☐ J'ai les paupières lourdes (lourdes...) ou qui se ferment seules.
- ☐ J'ai souvent besoin de me frotter les yeux.
- ☐ En journée, j'ai des périodes d'inattention ou de brèves pertes de mémoire.
- ☐ Il m'arrive d'avoir des endormissements involontaires plus ou moins contrôlables au cours de la journée, des périodes de microsommeil de quelques secondes.
- ☐ Je suis très irritable.
- ☐ J'ai parfois le regard fixe.
- ☐ Je suis lent(e) à réagir.
- ☐ J'ai besoin de changer souvent de position.
- ☐ Au volant, je conduis de manière automatique. Il m'arrive de manquer une sortie, de dévier de la voie, de ne pas voir un panneau.

Vous avez coché plus de 3 cases ? Vous souffrez sûrement de somnolence diurne, ce qui vous rend moins efficace au travail et vous expose à des accidents (notamment de la route). Il est temps de prendre votre sommeil en main. Pour aller plus loin, vous pouvez évaluer votre niveau de somnolence avec le test d'Epworth. Vous le trouverez facilement en ligne, par exemple sur le site du réseau Morphée[10].

AUTOTEST RECONNAÎTRE LES SIGNES DE TROUBLES DU SOMMEIL

- ☐ J'ai du mal à m'endormir (plus de 15-20 minutes).
- ☐ Je me réveille tôt.
- ☐ J'ai des réveils nocturnes.
- ☐ J'ai des sensations désagréables dans les jambes qui m'empêchent de dormir.
- ☐ Je suis fatigué(e) le matin.
- ☐ J'ai des envies de dormir la journée.
- ☐ Je lutte pour rester actif(ve).
- ☐ Mon sommeil est agité, mon entourage s'inquiète quand je ronfle ou quand je m'arrête de respirer pendant quelques secondes lorsque je dors.

Vous cochez plusieurs cases ? Il est temps de consulter ! Auparavant, il est judicieux de remplir un agenda du sommeil. Vous trouverez en ligne des modèles à imprimer, sur le réseau Morphée par exemple. Ce petit cahier de bord, à compléter chaque matin sur une période de 10 jours au minimum, vous permettra d'avoir une vision objective de votre sommeil. Il aidera votre médecin traitant à poser un premier diagnostic avant de vous adresser à un spécialiste.

Le sommeil, un levier de bien-être au travail

En cinquante ans, nous avons perdu 1 h 30 de sommeil par jour. En 2017, le temps de sommeil moyen est descendu à 6 h 42, passant sous la barre des 7 heures minimales recommandées pour une bonne récupération[11]. Le confinement, le télétravail, l'angoisse liée à la Covid-19 et l'inquiétude quant à notre avenir pro ne sont pas venus arranger la situation. On parle même de « covidsomnie » ou de « coronasomnie ». Cette dette de sommeil s'en ressent évidemment au niveau professionnel. En médecine du travail d'ailleurs, de 20 à 40 % des salariés se plaignent d'un mauvais sommeil… avec des répercussions sur la qualité du travail et la productivité, bien sûr, car le sommeil est essentiel pour les performances physiques et intellectuelles. On sait, par exemple, que le sommeil profond permet de consolider la mémoire en faisant le tri dans les informations à garder ou à jeter. Il diminue aussi le stress, notamment en abaissant le niveau de cortisol. Les ondes cérébrales du sommeil favoriseraient également le bon fonctionnement du cortex préfrontal médian, qui aide à apaiser l'anxiété, et calmeraient les régions limbiques (au cœur du cerveau) impliquées dans les émotions.

LE DÉCRYPTAGE DE L'EXPERTE

Nathalie Lissak

médecin du travail spécialiste du sommeil, coordinatrice régionale à la SNCF

« L'insomnie nécessite une prise en charge spécifique. »

Quel est l'impact des troubles du sommeil sur le travail ?

Nathalie Lissak : Au moins 30 % de la population se plaint de troubles du sommeil. Le sommeil étant primordial pour la régulation de toutes les activités physiques et psychiques, cela a forcément des conséquences médicales, mais aussi professionnelles. Un manque de sommeil altère la qualité de l'éveil, avec un risque de diminution de la vigilance et de la concentration au travail, une productivité altérée et, selon les métiers, un risque accru d'accident du travail ou d'accident de la route. Un mauvais sommeil a également un impact sur les relations familiales ou sociales, comme le montrent plusieurs études sur les insomniaques. Ils sont hyperémotifs et présentent une altération de la perception des émotions, les leurs autant que celles des autres, avec forcément des conséquences néfastes, notamment dans le milieu professionnel.

Comment se sortir des troubles du sommeil ?

N.L. : Lorsque les troubles du sommeil persistent plus de trois mois, il est important de consulter un médecin spécialiste du sommeil. Les somnifères et les anxiolytiques sont uniquement réservés à l'insomnie aiguë, et ne devraient pas être pris plus de quatre semaines. En matière d'insomnie chronique, les thérapies cognitivo-comportementales (TCC) ont fait leurs preuves. Elles vont permettre d'éviter que les mauvaises habitudes ne s'ancrent au niveau du cerveau. En effet, l'insomniaque peut devenir anxieux de ne pas trouver le sommeil au moment où il le veut. Parce qu'il sait qu'il ne va pas bien dormir, son cerveau va se « programmer » pour être angoissé à l'heure de se coucher. Plus on veut le sommeil, moins il vient, un vrai cercle vicieux. Les actions comportementales et cognitives des TCC vont aider à reprogrammer le cerveau, à faire en sorte qu'il ne soit plus en mode négatif vis-à-vis du sommeil. On va aider le cerveau à associer le lit avec le sommeil en prenant pour habitude de ne jamais rester couché plus de 15-20 minutes sans dormir, même en pleine nuit. Il faut prendre l'habitude de se lever si l'on ne se rendort pas au bout de ces 15-20 minutes, pour éviter que le cerveau n'intègre qu'il peut rester au lit éveillé.

Les 10 commandements du sommeil

On évite le jet-lag social

Notre horloge biologique aime la régularité, et c'est le lever qui, chaque matin, lui donne le signal de *reset*. Se lever tous les jours à la même heure, y compris le week-end (oui, je sais, c'est cruel), est donc le premier outil à utiliser pour éviter les difficultés d'endormissement et améliorer votre sommeil. Si vous avez accumulé une dette de sommeil, un bonus de sommeil de 1 à 2 heures le week-end, ça passe. Au-delà, notre horloge biologique est totalement chamboulée. Elle est en décalage horaire, comme si l'on avait fait un vol Paris-New York durant le week-end… la joie d'avoir croqué la Big Apple en moins ! On parle d'ailleurs de jet-lag social. Non seulement ce décalage n'est pas bon pour le sommeil, mais en plus il met de mauvaise humeur et accroît le risque de maladies cardio-vasculaires[12].

On se fait un shoot de lumière le matin

La lumière est le principal synchronisateur de notre horloge circadienne, et donc de notre rythme veille-sommeil. Cela passe par les yeux, et plus précisément par les récepteurs à la lumière situés sur la rétine. Or, c'est une heure après le lever que ces récepteurs sont le plus actifs. C'est le moment idéal pour se faire un petit shoot de lumière, naturelle si possible. Ça va switcher en mode éveil ! Vous quittez la maison une heure après vous être levé pour aller au travail à pied ou à vélo ? Parfait ! Sinon, imposez-vous au moins 5 minutes en plein air. Une corvée au début, mais ce petit rituel va vite vous devenir indispensable.

LA BONNE IDÉE

En hiver, tandis que la lumière naturelle baisse, la dépression saisonnière guette. Les lampes de luminothérapie peuvent alors nous apporter cette petite dose de lumière en plus dont notre moral a bien besoin. Cela favorise le sommeil le soir venu, permet de réguler l'humeur et de booster l'attention. La bonne reco : une lampe de 10 000 lux, 30 minutes le matin à 50 cm du visage, en vision périphérique pour ne pas être ébloui. Suggérez l'idée à votre employeur, ce peut être un bon investissement !

On y va doucement sur le petit noir

Un petit noir l'après-midi pour contrer le coup de barre (ou l'ennui) ? Évidemment, ça aide. Le problème, c'est que le pic d'activité de la caféine survient entre 4 et 6 heures après la prise, et que plus on avance en âge, plus on va mettre du temps à la métaboliser. Le café peut alors retarder l'endormissement. Évidemment, même punition avec les boissons énergisantes contenant de la caféine.

Quelques idées pour remplacer le café...

- Le thé vert : riche en antioxydants, anti-âge et anticancer (même si, rappelons-le, aucun aliment magique ne protège du cancer. Malheureusement...).
- Une infusion de gingembre ou de réglisse, pour un coup de boost.
- Le maté, pour une petite dose de caféine, avec des antioxydants.
- Un substitut de café à base de céréales torréfiées (orge, seigle, épeautre) pour le (presque) goût du café, la caféine en moins, des micronutriments en plus.
- La chicorée (comme mamie !) pour l'amertume du café, avec en bonus de l'inuline, un prébiotique qui nourrit les bonnes bactéries de l'intestin.
- Une infusion de romarin, équilibrant nerveux, ou de mélisse, plante adaptogène qui soutient l'organisme.

Le soir, on se met en mode avion

C'est devenu une gageure de le dire : il faut limiter les écrans en soirée, pas seulement parce qu'ils tuent le couple, mais aussi parce qu'ils maintiennent l'esprit en alerte à l'heure où on devrait passer en mode avion. On appelle ça l'effet sentinelle. Bien sûr, c'est encore pire si c'est pour lire les mails de son boss... Cette hyperviligance 2.0 est la toile de fond de nombreux troubles du sommeil. Et regarder une série sur sa tablette, me direz-vous, ça détend ? C'est vrai. Le souci, c'est que les écrans (tablette, smartphone, ordi) diffusent une lumière bleu turquoise, qui stimule la rétine et envoie à l'horloge biologique un signal « jour » qui retarde la sécrétion de mélatonine, cette hormone qui donne le coup d'envoi aux mécanismes de l'endormissement. Si vous tenez vraiment à ce petit moment de détente — et il est conseillé d'en avoir un le soir —, chaussez vos lunettes anti-lumière bleue et choisissez un programme soporifique plutôt que la dernière série qui cartonne (allez, un dernier épisode et j'arrête !).

On arrête de ruminer sur l'oreiller

Pour certains, pas besoin d'écran pour que le cerveau reste en éveil, les événements de la journée font très bien leur travail de sape du sommeil... Vous vous refaites le film de la réunion, vous remaniez tel un Tetris les cases de votre planning du lendemain et ressassez en boucle le mail assassin de votre boss. Bien sûr, ce n'est pas l'idéal pour s'endormir ! Arrêter cette petite roue du mental ? Plus facile à dire qu'à faire. Quelques trucs peuvent cependant aider, comme écrire ses pensées, notamment négatives, pour s'en débarrasser avant de dormir, mais le plus efficace, selon une étude[13], est encore de faire sa to-do list du lendemain (voir nos conseils pour une to-do list efficace, p. 136).

Quand le train passe, on monte dedans

Bâillements, paupières lourdes, frissons, clignement des yeux… : le marchand de sable se pointe, et avec lui les signes du sommeil, indices que votre organisme se met en mode endormissement. Inutile d'anticiper ces signes (on ne peut se forcer à dormir si le corps n'est pas prêt), mais ne tardez pas trop lorsque vous les ressentez, sinon vous risquez de rester sur le quai, à devoir attendre le prochain train (cycle du sommeil), dans 90 minutes.

On se crée son cocon de sommeil

Dans votre chambre, faites la chasse aux pollutions lumineuses : radio-réveil, réverbère de la rue, bouton de veille de la télé, etc. La moindre source de lumière, même faible, peut entraver la sécrétion de mélatonine. Idem avec le bruit : il peut occasionner des microréveils qui fragmentent le sommeil. Au besoin, investissez dans des rideaux anti-bruit ou, plus simple, mettez des boules Quies. Autre point important : la température. Les chambres sont souvent beaucoup trop chauffées. La température idéale pour un sommeil optimal est de 17 ou 18 °C. Un peu frisquet, on vous l'accorde, mais pour s'endormir facilement, la température corporelle doit diminuer de 1 à 1,5 °C. Et puis, on peut toujours compter sur une bonne couette pour se créer une « niche thermique ». Petit conseil au passage : hommes et femmes ayant rarement le même thermostat interne, avoir chacun sa couette est idéal, et bon pour la paix des ménages. Et parlant de ménage, précisons que la chambre doit être exclusivement réservée au sommeil… et au sexe.

COMME ON FAIT SON LIT…

Une mauvaise literie peut aggraver un trouble du sommeil ou perturber un sommeil déjà fragile. Ce n'est pas le Syndicat de la literie qui le dit, mais les études scientifiques ! Et on ne vous parle pas de l'hygiène : le matelas est un vrai nid à poussières, un hôtel à acariens (il peut en contenir jusqu'à 2 millions) et une éponge à transpiration (on perd en moyenne 30 centilitres d'eau par nuit). Moralité : le matelas doit être choisi avec soin (on le teste en magasin) et changé au moins tous les dix ans.

On ne compte pas les moutons

Pas d'entêtement : si vous êtes réveillé depuis plus de 20 minutes, levez-vous et faites autre chose, jusqu'à ressentir les signaux du

Général Dodo. Bien sûr, on va éviter de se lancer dans une partie de Fortnite ou de relever ses mails pros. On choisit une activité calme (tricot, lecture, mots croisés...) et on met une lumière tamisée, orangée de préférence (autour de 600 nm).

On se bouge !

La pratique régulière d'une activité physique favorise le sommeil via différents mécanismes. En augmentant la pression de sommeil, elle contribue à un endormissement plus facile et à un sommeil plus profond. C'est aussi un excellent antidote contre le stress, ennemi du sommeil. D'autre part, l'activité physique est, à l'instar de la lumière, un synchronisateur des rythmes circadiens. Schématiquement, une alternance repos/activité marquée entre la nuit et le jour permet de mieux synchroniser notre horloge biologique, et donc de mieux dormir. Après, les puristes diront que faire du sport le soir n'est pas l'idéal pour aider le corps à passer en mode nuit — une question de température corporelle, notamment —, mais on répondra : on fait ce qu'on peut ! Mieux vaut faire du sport le soir que pas du tout. On garde toutefois en tête que les effets positifs du sport sur le sommeil sont le plus marqués quand on pratique de 4 à 8 heures avant de se coucher, qu'il est préférable de miser sur une activité intense le matin et plutôt relaxante le soir, et de respecter un délai d'au moins 2 heures entre le sport et le coucher.

On dîne comme un moine

Les repas lourds, gras, les plats épicés, les aliments fermentés, les fritures et la viande rouge ne font pas ami-ami avec le sommeil. Encore une fois, il est notamment question de température corporelle. Un dîner copieux va en effet augmenter la digestion, qui génère de la chaleur interne. Longue à digérer en raison des protéines, la viande favorise en plus la sécrétion de dopamine et de noradrénaline, des excitants. Pas top avant de dormir ! Le dîner idéal ? Des glucides à indice glycémique bas (riz complet, pâtes semi-complètes, quinoa, lentilles, pois chiches, boulgour...), des légumes, un fruit ou un yaourt. Ils vont faire monter le taux d'insuline lentement, ce qui aura un effet sédatif et permettra la synthèse de la sérotonine.

L'ALCOOL : UN FAUX AMI !

Un ou deux verres et vous avez les paupières lourdes, lourdes, et les soucis du travail vous paraissent loin, loin... Oui, l'alcool met momentanément en pause les systèmes du stress et favorise l'endormissement, mais pas pour longtemps ! À mesure qu'il est métabolisé, il perturbe le sommeil. Ce n'est donc clairement pas la bonne stratégie à adopter.

Six petits trucs à tester pour renouer avec Morphée

1. **Recourir à la phytothérapie** : le tilleul, la verveine ou la petite camomille de mamie ne sont peut-être pas assez forts lorsque le travail vient vous miner jusque sur l'oreiller, alors testez la valériane. L'Agence européenne du médicament a reconnu son usage pour « soulager la tension nerveuse et les troubles du sommeil qui en découlent ». Pour bénéficier au mieux des effets calmants de l'herbe à chat, misez sur des extraits standardisés, en version liquide ou sèche, plutôt que des tisanes, la concentration en principes actifs de celles-ci variant fortement. Encore mieux, utilisez-la en duo avec l'eschscholtzia. Demandez conseil à votre pharmacien.
2. **Enfiler des chaussettes** : si notre thermostat interne doit baisser pour favoriser l'endormissement, il faudrait tout de même éviter d'avoir froid aux extrémités, suggèrent de récentes études. Avoir chaud aux pieds, aux mains et à la tête permettrait de dilater les vaisseaux sanguins, ce qui, dans un environnement frais, favoriserait le sommeil. Certes, ce n'est pas sexy, mais le sommeil, c'est la vie !
3. **Respirer en 4-7-8** : inspirée du yoga, cette technique mise au point par le docteur Andrew Weil de l'université de Harvard repose sur la respiration. Premier effet kiss cool : on éloigne ses soucis en se concentrant sur son souffle. Second effet kiss cool : on sollicite son système parasympathique (qui, à l'inverse du système sympathique, calme l'organisme), qui va induire un état de profonde détente. Mode d'emploi :
   - collez votre langue contre le palais ;
   - commencez par expirer par le nez tout l'air contenu dans vos poumons ;
   - bouche fermée, inspirez lentement en comptant jusqu'à 4, bloquez votre respiration en comptant jusqu'à 7, puis expirez par la bouche en comptant jusqu'à 8 ;
   - répétez l'exercice trois fois de suite.
4. **Se réfugier sous une couverture lestée** : cette couette matelassée lestée de microbilles de verre ou de plastique était à l'origine utilisée en psychiatrie pour rassurer les patients autistes. Depuis, elle s'est démocratisée. La *deep touch pressure* (pression en profondeur) qu'elle procure diminuerait stress et anxiété en activant le système parasympathique, et aiderait de nombreux insomniaques à retrouver le sommeil. Choisissez une couverture faisant le dixième de votre poids (7 kilos pour 70 kilos, par exemple).
5. **Se rafraîchir les idées** : si vous n'aimez que les bains, prenez-les tièdes et au moins 2 heures avant le coucher. Trop chauds, ils font

monter la température du corps, qui ne demande qu'à descendre pour favoriser la survenue du sommeil. Le mieux reste la douche fraîche !

6. **Gommer ses soucis** : lorsque les émotions accumulées durant la journée surgissent sur l'oreiller, testez l'exercice de la gomme magique, un classique de la sophrologie. Lorsqu'une pensée négative arrive, imaginez une gomme, gommez cette pensée et mettez-en une positive à la place. Vous pouvez compléter avec l'exercice de la couleur détente. Sur l'inspiration, laissez venir une couleur. Sur l'expiration, imaginez-la se diffuser dans chaque partie de votre corps.

Éloge de la sieste

Après le déjeuner, vous piquez du nez... Normal, l'organisme connaît une baisse de régime entre 13 et 15 heures. La solution, c'est la sieste, qui devrait être inscrite au code du travail ! C'est loin d'être du temps perdu : de nombreuses études ont prouvé ses bienfaits sur la mémoire et la concentration, la réactivité, la gestion du stress, la régulation de l'humeur et même la productivité (un argument choc pour les employeurs), une étude de la NASA ayant montré qu'elle permettait d'augmenter la productivité de 35 %.

Après, il y a sieste... et sieste. Il ne s'agit bien sûr pas de piquer un roupillon d'une heure caché sous son bureau.

- La **sieste flash** dure moins de 5 minutes. On ne s'endort pas vraiment mais on se détend, et cela peut suffire à contrer le coup de barre du début d'après-midi, et au passage à améliorer sa mémoire et son attention. Elle se pratique n'importe où et n'importe comment. Il suffit de fermer les yeux et de se détendre. En cela, les techniques de sophrologie sont top pour lâcher prise : respirez profondément, détendez chacun de vos muscles et visualisez votre « paysage de bien-être ».
- La **sieste type** dure entre 10 et 20 minutes. Elle comporte uniquement du sommeil lent léger, cet état où l'on a l'impression d'être éveillé car on entend les bruits tout autour, mais où l'on se repose bel et bien. C'est l'idéal pour refaire le plein d'énergie et y voir plus clair après, car ce type de sommeil augmente la plasticité cérébrale. Profitez d'une période de télétravail, par exemple, pour la tester.
- La **sieste royale** (de 1 à 2 heures), peu compatible avec le travail, est typiquement la sieste du week-end (crapuleuse, on vous le souhaite !). Comme elle est plus longue, on entre dans un sommeil profond. Elle permet d'éponger sa dette de sommeil, mais il ne faut pas en abuser au risque d'empiéter sur le sommeil du soir.

LA BONNE IDÉE

Certaines entreprises mettent à disposition de leurs salariés des « cocons de sieste » ou des sièges ergonomiques dotés d'une capote qui permet de s'isoler visuellement et acoustiquement. D'autres installent des salles de sieste avec fauteuils, poufs et lumière tamisée. N'hésitez pas à en parler à votre supérieur hiérarchique, études vantant les bienfaits de la sieste à l'appui. À défaut, il existe dans les grandes villes des bars à sieste. Certains dispositifs ou techniques permettent par ailleurs d'optimiser la sieste. Citons notamment la lumino-relaxothérapie, qui, en combinant lumières, sons et voix, permet d'induire un profond état de relaxation durant un programme de microsieste de 5 à 20 minutes.

Les secrets d'une bonne sieste

- Idéalement en tout début d'après-midi, entre 13 et 15 heures, quand notre organisme connaît physiologiquement une baisse d'énergie.
- Pas plus de 20 minutes, pour rester en sommeil lent léger et éviter l'inertie du sommeil au réveil. N'hésitez pas à mettre une minuterie sur votre téléphone.
- Ce dernier sera, évidemment, en mode avion.
- Trouvez un endroit calme. Utilisez si nécessaire quelques accessoires : un masque de nuit, un casque antibruit ou des boules Quies.
- Prenez un café avant : cela permet d'optimiser les effets de la sieste sur la vigilance.
- Pour vous détendre, faites d'amples respirations et visualisez un paysage agréable.
- Au réveil, faites d'amples respirations, étirez-vous, exposez-vous à la lumière et faites quelques pas.

LE TRAVAIL DE NUIT : COMPLÈTEMENT ANTIPHYSIOLOGIQUE !

En France, une personne sur quatre travaille de nuit. Personnel soignant dans les hôpitaux, vendeurs au marché de Rungis, boulangers, contrôleurs aériens... : certaines professions sont en effet indispensables 24h/24. Au passage, on leur tire notre chapeau (et pas seulement en cas de crise...). Reste que travailler de nuit est une hérésie pour la santé, tout simplement parce que nous sommes des animaux diurnes : programmés pour être actifs le jour et pour dormir la nuit.

Une horloge biologique complètement chamboulée

Travailler la nuit et dormir la journée, c'est aller à l'encontre même de notre horloge biologique. Sans lumière diurne, principal synchronisateur de notre horloge, le corps ne peut rien programmer, il fonctionne au coup par coup, et s'épuise. Si on travaille dix jours de nuit d'affilée, l'horloge biologique va certes se décaler un peu, mais jamais s'inverser totalement, c'est impossible. Et même si l'on s'arrange pour dormir son quota d'heures dans la journée, le sommeil de jour ne vaudra jamais celui de nuit, car il est moins profond et moins long, notamment parce que la température corporelle est plus haute, et l'environnement peu propice au sommeil. Résultat : la dette de sommeil s'accumule. On l'a même chiffré à 4 nuits par mois en cas de travail de nuit ou de travail posté. Autre effet pervers du travail de nuit : les jours où l'on ne travaille pas, on a forcément envie de faire comme tout le monde (et surtout sa famille) : dormir la nuit. Cela envoie un message contradictoire à notre horloge biologique, qui va alors essayer de se recaler sur un rythme normal alors que, le week-end fini, on repart dans l'autre sens pour plusieurs nuits de travail ! Le travail posté, ou en trois-huit, est aussi très néfaste, puisqu'il exige un réajustement constant.

QUE DIT LA LOI ?

Depuis la loi sur le travail de nuit de 2002, le travailleur de nuit est soumis à une surveillance médicale renforcée par la médecine du travail. Une visite médicale doit avoir lieu avant le début du travail de nuit, une deuxième sera effectuée deux mois plus tard, puis tous les six mois. En cas de difficultés ou de problèmes de santé, le travailleur peut demander une visite au service de santé du travail. S'il se révèle inapte au travail de nuit, il ne peut pas être licencié, sauf s'il n'existe pas de poste équivalent à sa qualification en horaires de jour, où s'il refuse son reclassement.

De la fatigue, bien sûr, mais aussi une santé détériorée

Cette désynchronisation de l'horloge interne a des effets sur le sommeil (l'insomnie toucherait 30 % des travailleurs de nuit), sur la somnolence (de 15 à 20 % seraient victimes de somnolence diurne), sur l'humeur, mais également sur la santé. Logique, dans la mesure où de nombreuses fonctions physiologiques — la digestion, la sécrétion d'hormones, la régulation de la température corporelle, etc. — sont calées sur un rythme circadien. Dans son rapport[14] de 2016, l'ANSES concluait que les effets du travail de nuit sur la santé psychique, sur les performances cognitives, sur l'obésité et la prise de poids, sur le diabète de type 2 et les maladies coronariennes (ischémie coronaire et infarctus du myocarde) étaient « probables ». Les risques d'augmentation des lipides dans le sang, d'hypertension artérielle et d'AVC sont, eux, classés comme « possibles ». Le Centre international de recherche sur le cancer (CIRC) inscrit quant à lui le travail posté à la liste des agents « probablement cancérogènes ». Les femmes seraient particulièrement concernées. Une étude[15] de l'INSERM a montré que, chez les femmes non ménopausées, le travail de nuit augmentait de 26 % le risque de cancer du sein.

Des clés pour limiter les risques

Le travail de nuit étant contraire à notre physiologie, il aura toujours des conséquences. Quelques conseils permettent toutefois de le vivre au mieux, en limitant les états de désynchronisation circadienne et la dette de sommeil.

- On s'expose à la lumière avant la prise de poste : cela permet d'empêcher la sécrétion de mélatonine tout en envoyant un message d'éveil à l'organisme.

LE DÉCRYPTAGE DE L'EXPERTE

Nathalie Lissak

médecin du travail
et médecin spécialiste du sommeil,
coordinatrice régionale à la SNCF

« Tout le monde n'est pas fait pour le travail de nuit. »

Certaines personnes supportent-elles mieux le travail de nuit que d'autres ?

Nathalie Lissak : Chaque personne étant différente, l'adaptabilité au travail de nuit le sera aussi. Nous avons tous un chronotype, défini dans nos gènes. Le chronotype intermédiaire, qui concerne environ la moitié de la population, possède un rythme biologique sur 24 heures. Il se couche et se lève à des heures normales (entre 22 heures et minuit, et entre 6 et 9 heures).
Le chronotype du matin est plus communément ce que l'on appelle les couche-tôt, ou lève-tôt. Enfin le chronotype vespéral, c'est le couche-tard, ou lève-tard (entre minuit et 2 heures).
Le chronotype vespéral va, logiquement, mieux s'adapter au travail de nuit.

En dehors du chronotype, d'autres facteurs entrent-ils en compte dans l'adaptabilité au travail de nuit ?

N.L. : Oui, l'âge, par exemple.
De manière générale, plus on est jeune, plus l'horloge est adaptable et mieux on vit le travail de nuit. Les conséquences néfastes du travail de nuit doivent être prévenues par une hygiène de sommeil adaptée au chronotype du travailleur et par une bonne hygiène de vie en général, en utilisant la lumière et l'activité physique, qui sont deux synchroniseurs importants de l'horloge biologique interne.

- Toujours pour envoyer ce message d'éveil, on peut aussi, avant de pointer, faire un peu de sport.
- Durant le travail, on veille à avoir une bonne source de lumière pour maintenir l'organisme en état d'éveil. À l'approche de la fin de poste, l'idéal est de diminuer la luminosité.
- Faire une microsieste nocturne (15-20 minutes au maximum) aide à lutter contre les effets négatifs du travail de nuit ou posté. Les entreprises sont d'ailleurs encouragées à mettre à disposition des locaux à cet effet.
- Une fois le travail fini (au petit matin, donc), on diminue la lumière. Lors de la sortie, casquette et/ou lunettes de soleil sont de mise !
- Premier réflexe en rentrant à la maison : prendre une douche fraîche afin d'abaisser la température corporelle, condition *sine qua non*

pour attirer Morphée. Le soir, le corps le fait tout seul, le matin, il faut l'aider un peu.

- Ensuite, direction le lit. On ferme les volets, les rideaux (investir dans des modèles occultants si nécessaire), afin d'avoir le noir le plus complet possible. Et le silence : on met son téléphone en mode avion et on recourt aux boules Quies si besoin est. L'idéal, c'est de pouvoir dormir tout son saoul, sans mettre de réveil.
- L'après-midi, on complète avec une sieste (jusqu'à 1 h 30). En travail de nuit ou posté, ce n'est pas du luxe : elle est essentielle pour éponger la dette de sommeil.
- Les jours de repos, l'idéal serait de garder le rythme de la semaine pour ne pas perturber l'horloge biologique, mais c'est rarement compatible avec une vie de famille et une vie sociale !
- En cas de travail posté, le planning a aussi son rôle à jouer. La rotation doit se faire dans le sens des aiguilles d'une montre, soit une trame matin/après-midi/nuit. La raison est simple : on peut toujours se forcer à rester éveillé, mais pas à dormir ! Idéalement aussi, la rotation doit être rapide (tous les deux ou trois jours), le corps n'a ainsi pas le temps de s'adapter.

Les repas : un synchroniseur fondamental

La prise des repas est un point de repère important en cas de travail de nuit ou posté. La base, c'est de garder des heures de repas fixes, en adaptant le contenu de son assiette en fonction de l'heure de la prise de poste. L'idéal, ensuite, c'est de planifier ses menus afin d'éviter le recours aux plats préparés, aux produits du distributeur, etc.

Pour le travail de nuit

- Avant la prise de poste, octroyez-vous un bon dîner : crudités ou soupe maison, protéines (poisson, viande, œuf, jambon), 2 à 3 cuillerées à soupe de féculents (cuits), des légumes, un produit laitier nature et un fruit. Les protéines apportent de la tyrosine, un acide aminé nécessaire à la fabrication de la dopamine, le neurotransmetteur de l'éveil. A contrario, mieux vaut limiter les glucides qui favorisent l'endormissement, et les choisir à indice glycémique faible (pâtes complètes, riz basmati ou brun, quinoa, blé, légumes secs) pour éviter une hypoglycémie, fatale pour la vigilance et les kilos.
- Durant la nuit, veillez à vous hydrater régulièrement… avec de l'eau ! Les boissons excitantes (café, boissons énergisantes, etc.) sont à limiter, et dans tous les cas à éviter au moins 5 heures avant le coucher.

- Faites une collation vers 3-4 heures, mais choisissez-la bien. Elle doit en effet fournir de bons glucides pour une énergie de qualité et des protéines pour la vigilance. La bonne équation : un yaourt ou du fromage blanc nature, une demi-poignée d'oléagineux, une tranche de jambon, une tranche de blanc de poulet ou un œuf dur pour les protéines ; un fruit ou une compote sans sucres ajoutés, ou une demi-poignée de fruits secs ; un produit céréalier (tranche de pain complet, au levain ou multicéréales, deux petits pains suédois ou une poignée de muesli non sucré) pour des glucides de qualité. À éviter absolument : les barres chocolatées et autres sucreries du distributeur. Elles font monter en flèche la glycémie, avec en retour une hypoglycémie synonyme de coup de barre.
- En rentrant du travail, faites un petit déjeuner léger, sans protéines, pour favoriser l'endormissement.

Pour un poste du matin

- Si l'appétit est là au lever, prenez un petit déjeuner complet : boisson chaude, aliment glucidique à indice glycémique bas (deux ou trois tranches de pain au levain avec une noisette de beurre), protéines (œuf, jambon, yaourt ou fromage blanc, oléagineux) et fruit. La solution tout-en-un : 40 g de flocons d'avoine ou de müesli non sucré dans un petit verre de lait, le tout parsemé de quelques oléagineux et de tranches de fruit frais.
- Impossible d'avaler quoi que ce soit ? Prenez au moins une boisson chaude non sucrée, et emportez de quoi petit-déjeuner au travail afin d'éviter les viennoiseries de la salle de pause. C'est convivial, mais ce n'est clairement pas l'idéal pour l'énergie… et la balance.
- En cas de petit creux durant la matinée, faites une collation (comme celle conseillée pour la nuit).

Pour un poste du soir

- Faites un déjeuner complet, avec une crudité, des protéines, des féculents, des légumes, un produit laitier et un fruit.
- En cas de petit creux dans l'après-midi, faites une collation (toujours sur le même principe).
- De retour à la maison le soir, il s'agit de trouver le juste équilibre entre un repas trop copieux et un repas trop frugal… mais toujours rapide et facile à préparer. Misez sur des glucides à indice glycémique bas ou moyen (pâtes complètes, légumineuses, sarrasin, riz brun ou riz basmati) accompagnés de quelques légumes (ayez toujours des légumes nature au congélateur). Évitez les protéines, pro-éveil, et le gras, lourd à digérer.

ATTENTION À LA PRISE DE POIDS !

Sauter certains repas, multiplier les collations et se forcer à manger pour être avec sa famille sont les pièges courants quand on travaille de nuit ou en décalé. Le risque : perdre contact avec ses sensations de faim et de satiété, et évidemment prendre du poids. Autre facteur kilos : la dette de sommeil qui s'accumule, or un manque de sommeil est associé à une baisse de la leptine, l'hormone de la satiété, et à une augmentation de la ghréline, l'hormone de la faim. La dette de sommeil, cumulée aux aléas du quotidien, est aussi un facteur de stress… lui-même facteur de grignotage ! Enfin, avec des horaires décalés, difficile d'avoir une activité sportive régulière. Bref : tous les compteurs « kilos » sont au rouge.

L'ALIMENTATION : MON CARBURANT !

Souvent, on commence à se pencher sur son alimentation quand la petite bedaine ou la culotte de cheval (rayez la mention inutile) s'installe, ou que des petits soucis digestifs commencent clairement à nous gâcher le quotidien. Mais l'alimentation, c'est bien plus qu'une histoire de kilos ou de confort intestinal ! Avec le sommeil, c'est l'alpha et l'oméga de notre énergie et de notre humeur. Être bien dans son job, ça passe forcément par l'assiette.

De bons glucides pour être à fond toute la matinée

Les glucides sont le carburant de l'organisme, mais c'est comme pour l'essence et le diesel : il y a les glucides qui nous font partir à fond les ballons et ceux qui nous aident à garder un bon rythme sur la durée. C'est une question d'indice glycémique, ou IG, comme on l'appelle entre initiés. Il indique la capacité d'un aliment à augmenter la glycémie (le taux de sucre dans le sang) plus ou moins fortement, plus ou moins rapidement, et varie de 0 à 100. Les aliments à IG élevé (plus de 70) entraînent une hausse rapide de la glycémie, suivie d'une forte sécrétion d'insuline (hormone qui régule la glycémie), qui déclenche à son tour une hypoglycémie réactionnelle (car l'insuline a retiré trop de sucre dans le sang). À la clé de ce yo-yo de la glycémie, des baisses d'énergie, des coups de blues et des pics de stress. Pour éviter de piquer du nez durant la réunion de 11 heures, privilégiez les aliments à IG bas le matin. Mauvaise nouvelle : le croissant, la baguette ou les céréales chocolatées n'en font pas partie ! On les remplace par du pain intégral, du muesli nature sans sucres ajoutés, des flocons d'avoine complets, du pain de seigle, du pain au son, du pain multicéréales, du pain complet ou intégral au levain.

Des protéines au petit déj ? Yes my dear !

On ne peut pas dire que nos amis les Britanniques soient des exemples en matière de gastronomie, mais reconnaissons-le : l'œuf, le bacon ou le jambon le matin, c'est plutôt une bonne idée. Les protéines animales vont en effet booster la sécrétion de dopamine, le neurotransmetteur de l'entrain, de la motivation. Parfait pour débuter la journée. Peur de grossir ? Pas d'inquiétude, les protéines favorisent la satiété. Bien sûr, il n'est pas question de s'enfiler un saucisson...

La pause-café ? À 10 h 30, dans l'idéal

Vous êtes du genre à ne pas vouloir émerger sans votre café ? On comprend (et on compatit), mais le petit noir au lever, ça n'est pas l'idéal, pas tant pour une question de digestion que pour une question d'hormones. Selon la théorie de Steven Miller, un neuroscientifique américain, il serait plus efficace de prendre une boisson excitante lorsque le niveau de cortisol est bas. Le cortisol, c'est une hormone qui permet de libérer de l'énergie en puisant dans les réserves de sucre du corps, et qui favorise notre éveil et notre vigilance. Tout au long de la journée, son taux varie. Le café a pour particularité de stimuler sa production et d'augmenter ses effets. Or, pour revenir à notre pause-café idéale, c'est vers 10 h 30 que le taux de cortisol est au plus bas, après avoir connu un pic au réveil (histoire de nous motiver pour la journée) et avant de remonter entre midi et 13 heures (pour nous aider à tenir le coup...), puis entre 17 h 30 et 18 h 30 (pour ne pas sombrer trop tôt). Le risque en buvant son café lors d'un pic de cortisol est, à terme, de développer une résistance à ses effets.

Le café : point trop n'en faut

Reste une question de fond : le café, bon ou mauvais ? Réponse de Normand : ça dépend ! Et plus précisément, de la dose, car il existe un point de bascule, une dose à partir de laquelle on passe du côté obscur du petit noir. Côté face, la caféine booste la vigilance et les capacités intellectuelles en inhibant l'adénosine, une substance à l'effet sédatif. Le café apporte aussi des polyphénols, des antioxydants bénéfiques à la santé. Une vaste méta-analyse[16] a d'ailleurs montré qu'une consommation modérée de café — notez le « modéré » — était associée à un risque réduit de mortalité. Côté pile, en grande quantité, le café finit par épuiser l'organisme et entraîner troubles du sommeil, anxiété et irritabilité, voire, chez certaines personnes, augmentation du risque d'hypertension et de maladie cardio-vasculaire. Donner un chiffre est compliqué étant donné que la teneur en caféine varie en fonction du type de préparation et du type de café (le robusta étant le plus fort), mais on peut tabler, sans trop de risque, sur deux à quatre tasses de café par jour, à prendre au bon moment bien sûr, soit vers 10 h 30 (rapport au taux de cortisol) et entre 13 et 15 heures (pour éviter les difficultés d'endormissement).

Jamais sans ma gourde (d'eau)

L'eau, c'est la vie... et c'est particulièrement vrai pour le cerveau, de par sa constitution (véritable éponge, il est composé à plus de 80 % d'eau) et son fonctionnement, qui nécessite beaucoup d'énergie (il faut donc de l'eau pour éviter la surchauffe). On hydrate mal son cerveau, et c'est l'effet domino. Même légère, une déshydratation entraîne des difficultés à se concentrer. À partir de 4 % de déshydratation, c'est la cata : maux de tête, fatigue intense, somnolence et étourdissements vous empêchent littéralement de bien travailler. La déshydratation favorise aussi les tendinites (rappelez-vous, les troubles musculo-squelettiques). Pour l'éviter, gardez le bon rythme : un verre dès le lever pour compenser les pertes hydriques de la nuit, puis toutes les 2 heures, afin d'atteindre 1,5 litre par jour en moyenne. Au travail, ayez toujours votre petite gourde (c'est plus écolo) sur votre bureau, et profitez de votre pause active pour faire quelques pas jusqu'à la fontaine à eau.

Le soda light... pas vraiment light

Elle trône sur de nombreux bureaux, la canette rouge et blanc, toujours prête à nous redonner un petit coup de boost avec sa caféine. Et comme elle est light, pourquoi s'en priver ? C'est oublier que ces deux petites calories qui font son succès sont dues aux édulcorants de synthèse qui la composent. Parmi eux, l'aspartame, qui est loin d'être blanc comme neige. Déjà, on le soupçonne d'entretenir notre addiction au sucre. De plus, il modifie la composition du microbiote (la flore intestinale) dans le sens d'une insulino-résistance : les cellules deviennent moins sensibles à l'insuline, le pancréas doit donc en produire toujours plus. Les études ont également montré que l'aspartame inhibait la phosphatase alcaline intestinale, une enzyme inflammatoire qui contribue à prévenir l'obésité et le diabète. Pour faire simple, position assise toute la journée + soda light à volonté = cocktail idéal pour la maladie !

Un déj anti-coup de barre

La somnolence postprandiale — le nom scientifique du coup de barre d'après déjeuner — est normale, on vous l'a déjà dit. Cette baisse de régime sera particulièrement forte dans certaines situations, comme une dette de sommeil (logique) ou un repas lourd ou mal équilibré. Encore une fois, il est surtout question de glycémie, véritable curseur de notre énergie tout au long de la journée. Comme pour le petit déjeuner, pour éviter le gros coup de pompe de retour au travail, on limite les aliments à indice glycémique élevé, car ils induisent une hypoglycémie réactionnelle. De plus, cet excès de sucre favorise la sécrétion de sérotonine au niveau du cerveau. Certes, la sérotonine est le neurotransmetteur qui nous fait nous sentir zen, mais c'est aussi celui de l'endormissement. À 14 heures, ce n'est pas vraiment l'idéal... Exit la grosse plâtrée de purée du self, l'assiette de pâtes ou de riz qui déborde, la petite mousse au chocolat en dessert, le tout arrosé de soda.

Le bon plateau-repas au self

- La moitié de l'assiette en légumes cuits et/ou crus = vitamines, minéraux et antioxydants + fibres pour le transit et la satiété, et pour ralentir le passage du sucre dans le sang.
- Le quart de l'assiette en protéines de qualité (viande blanche ou rouge non grasse, poisson maigre ou gras), pour la satiété et la synthèse de dopamine.
- Le quart de l'assiette en féculents à IG bas (pâte ou riz complet, quinoa), pour une énergie longue durée.
- Un fruit (on peut le garder pour la collation).
- Éventuellement, un laitage.
- 2 cuillerées à soupe de bonnes graisses (huile d'olive, huile de colza), pour freiner le passage du sucre.
- De l'eau, pour hydrater le cerveau.

Les pièges à éviter

- Les plats en sauce et les fritures, lourds pour la ligne et longs à digérer.
- Les entrées type friands, quiches, etc. Une entrée, oui, mais seulement s'il s'agit d'une crudité, et pas noyée sous la vinaigrette.

Le bon sandwich à la boulangerie

- Du pain complet ou aux graines.
- Une protéine de qualité (jambon cru, jambon blanc, saumon fumé, thon).
- De la salade et/ou des légumes (tomate, concombre, poivron grillé...).
- Une source de bonne graisse (avocat).
- Éventuellement, du fromage frais (à la place du beurre).
- Des herbes pour le goût.

Les pièges à éviter

- La formule avec boisson sucrée et dessert. On opte pour une bouteille d'eau et un fruit, éventuellement un laitage (fromage blanc par exemple) en dessert.
- Les pains briochés, la baguette classique, le pain de mie blanc : leur IG est trop élevé.

Les clés pour un bento équilibré

Selon une étude[17] du CRÉDOC, un quart des Français apportent leur bento au travail, tandis que 20 % déjeunent à la cantine d'entreprise et 11 % au resto. Le télétravail est venu bouleverser ces habitudes, nous obligeant à préparer notre déjeuner. Le bento, quèsaco ? Disons que c'est l'appellation bobo (et japonaise à la base) de la bonne vieille gamelle, ou en version anglaise, de la *lunch box*. Rien de nouveau sous le soleil, me direz-vous ! En effet, cette pratique était très courante autrefois, surtout dans les milieux ouvriers. À l'époque, c'était surtout pour faire des économies. Aujourd'hui, la volonté de maîtriser ce qu'on mange est le premier argument avancé. C'est plutôt une bonne chose, sauf bien sûr si on mange tous les midis le reste de pâtes carbo ou de pizza de la veille ! Pour composer un bento équilibré, suivez la trame…

Légumes	Féculents	Protéines animales ou végétales	« Bon » gras	Bonus « santé » et goût
À volonté, et au moins la moitié du bento	Une portion, soit le quart du bento	Une portion, soit le quart du bento	Une à deux portions	À volonté
Crudités Salade et jeunes pousses Légumes cuits (ne pas hésiter à utiliser ses surgelés, choisis nature et bio)	Pâtes *al dente* Riz basmati, rouge ou sauvage Quinoa Boulgour Sarrasin Pain au levain, complet, essénien, noir ou intégral Pommes de terre nouvelles à la vapeur	Viande maigre (blanc de poulet, jambon blanc…), labellisée Bleu Blanc Cœur ou provenant d'animaux élevés en plein air Œufs Poisson maigre ou gras, crustacés Produits à base de soja (tofu, tempeh) Seitan Légumineuses : lentilles, pois chiches, haricots rouges ou blancs	Vinaigrette à base d'huile de colza, de cameline, de noix Graines (lin, chia, sésame…) Oléagineux : noix, amandes, noisettes Avocat Olives	Épices Herbes et aromates Levure de bière, germes de blé Jus de citron Pickles maison Algues Ail, oignon rouge, échalote Graines germées

Pause déj devant l'ordi = grignotage assuré

Inutile de se composer un bento équilibré si c'est pour le gloutonner devant l'ordi. Cela empêche d'être attentif aux signaux de faim et de satiété, des régulateurs clés pour la gestion du poids. Statistiquement, on consomme 20 % de calories en plus quand on n'est pas concentré sur l'acte de manger. Une étude[18] britannique a d'ailleurs fait ce test amusant : deux groupes de personnes ont mangé le même déjeuner, l'un normalement, l'autre tout en jouant aux cartes sur l'ordinateur. Trente minutes après leur repas, on leur a proposé des gâteaux. Bingo : le groupe « ordinateur » en a grignoté le double. Autre point important pour la satiété (et la digestion) : bien mastiquer. Enfin, on ne va pas vous faire un cours de sociologie de l'alimentation, mais un bon repas, c'est un repas qui a du goût, qui est équilibré et que l'on partage. On se nourrit d'aliments… et de relations. Comme la pause-café, la pause déjeuner avec les collègues est un sas de décompression indispensable, qui permet parfois de désamorcer les situations de crise. En télétravail, si vous avez la chance de bien vous entendre avec votre voisin, organisez de temps en temps des pauses déjeuner communes. En toute simplicité.

Un goûter ? Oui, mais pas celui du distributeur

À l'approche de la soirée, c'est la sérotonine qu'il faut privilégier. Cap sur des glucides, qui vont favoriser sa synthèse par un effet de « déviation ». Sans glucides, le tryptophane (précurseur de la sérotonine) ne parvient pas jusqu'au cerveau. L'astuce : les glucides vont déclencher la sécrétion d'insuline, qui va dévier les acides aminés entrant en compétition avec ce tryptophane. De l'insuline, c'est donc bien, mais pas trop afin d'éviter le pic d'insuline et son hypoglycémie réactionnelle. Vous l'avez compris : on privilégie (encore) les aliments à IG bas ou moyen. On peut aussi ajouter quelques aliments contenant du tryptophane, comme des oléagineux, qui vont en plus apporter du magnésium et des oméga-3, ou du cottage cheese sur une tranche de pain complet. Pour finir, un ou deux carrés de chocolat noir, cette mine de magnésium et d'antioxydants qui, en plus, favorise la sécrétion de sérotonine.

La bonne collation

- Une petite poignée de noix et/ou d'amandes + un fruit frais
- Une tranche de pain complet + une noisette de beurre d'amande
- Une compote sans sucre + un carré de chocolat noir à 70 % de cacao

Le dîner : léger, léger !

Pour le sommeil et pour la ligne, le dîner se fait léger, léger. Dans l'assiette, un peu de glucides à indice glycémique bas pour ne pas avoir de petit creux durant la nuit et pour favoriser la sécrétion de sérotonine. Le steak le soir, on oublie ! Non seulement on consomme bien trop de protéines animales pour notre santé… et pour la planète, mais en plus la viande rouge est longue à digérer et elle perturbe la sécrétion de sérotonine, nécessaire pour synthétiser la mélatonine. Le dîner est donc le moment idéal pour les protéines végétales : légumes secs (lentilles, haricots rouges, pois chiches) ou produits à base de soja par exemple. Bien sûr, on complète avec les incontournables légumes et, éventuellement, un fruit ou un laitage pour la petite touche de douceur, voire un petit carré de chocolat noir, que l'on prendra bien le temps de déguster.

Quatre nutriments à garder à l'œil

Tous les nutriments sont importants, mais, pour être au taquet toute la journée, ne pas avoir envie d'étriper Jocelyne de la compta et gérer les deadlines sans exploser, certains sortent du lot.

Le fer

Le cerveau fait main basse sur 40 % de notre oxygène. Pour transporter cet oxygène, il faut des globules rouges, et pour les globules rouges, il faut du fer. Quand on en manque, c'est l'anémie, avec à la clé fatigue et cerveau qui réfléchit aussi vite qu'une tortue sous tranquillisants. Notre ami le fer participe aussi à la synthèse de neurotransmetteurs : dopamine, sérotonine et compagnie. Bref, pour garder sa motivation au travail, mieux vaut ne pas manquer de fer. Mais attention : avant de prendre un complément alimentaire à l'aveugle, on passe par la case dosage (de ferritine). Comme tout, le fer peut devenir toxique pour les organes s'il est en excès.

Les meilleures sources : le boudin noir, le foie, la viande rouge, les lentilles, les haricots blancs, les pois chiches, les amandes, les noix, etc. À savoir : la vitamine C augmente l'assimilation du fer d'origine végétale. Un filet de jus de citron et/ou du persil sur ses lentilles ou ses pois chiches, c'est bon pour le goût, et pour la santé.

Le magnésium

Impliqué dans une multitude de fonctions et dans l'activité de plusieurs centaines d'enzymes, le magnésium est surtout connu pour son rôle antistress, mais il joue aussi sur le sommeil, les capacités cérébrales, le système immunitaire, etc. Avec notre alimentation ultra-transformée, deux Français sur trois en manquent. Comment savoir si vous en faites partie ? Écoutez votre corps. S'il vous dit qu'il n'a envie de rien, qu'il se sent tendu, qu'il souffre de crampes ou même de tremblements, c'est peut-être que vous manquez de magnésium. Même chose si vous avez l'impression que votre cerveau fonctionne à deux à l'heure ou si vous êtes constamment en mode stress, d'autant que le stress et sa cascade de réactions physiologiques favorisent la fuite du magnésium dans les urines. Le cercle vicieux... En présence de signes de carence, n'hésitez pas à recourir à un complément alimentaire, en veillant à privilégier du magnésium d'origine marine, associé à de la vitamine B6 et à de la taurine pour une assimilation optimale.

Les meilleures sources : les fruits de mer, les noix, les noix de cajou, les amandes, les noisettes, le soja, les céréales complètes, le chocolat très noir.

Les oméga-3

Il faudrait vraiment avoir vécu dans une grotte pour n'avoir jamais entendu parler des oméga-3, ces acides gras présentés comme de vrais couteaux suisses pour la santé. Et ils le sont, c'est vrai, notamment pour la régulation de l'humeur, la gestion du stress et les capacités cognitives. Le problème, c'est qu'entre les oméga-3 et leurs cousins les oméga-6, il y a battle. Le bon ratio : un oméga-3 pour quatre oméga-6, or beaucoup d'entre nous tournons autour de 1/20. On est loin du compte... Pour retrouver l'équilibre, il faut donc à la fois augmenter ses apports en oméga-3 et diminuer ceux en oméga-6.

Les meilleures sources d'oméga-3 : les huiles de colza, de noix, de lin ou de cameline, le foie de morue, les poissons gras (sardine, thon, maquereau, saumon, hareng), les œufs et les viandes labellisées Bleu Blanc Cœur, les noix, les graines de lin, de chia et de chanvre, et la mâche.

Les sources d'oméga-6 à limiter : huiles de tournesol et d'arachide, plats industriels, margarine au tournesol, viande issue d'un élevage industriel.

CE MAUVAIS GRAS QUI REND DÉPRESSIF

Les acides gras trans sont présents à l'état naturel dans la viande, les laitages et, suite à l'hydrogénation des huiles végétales (procédé visant à solidifier les huiles pour les rendre plus faciles d'usage), dans de nombreux produits industriels (pizzas, plats préparés, viennoiseries...). Non seulement ils augmentent le risque cardio-vasculaire, mais en plus ils sapent notre moral. Les personnes ayant une alimentation très riche en acides gras trans auraient un risque de dépression accru de 48 % selon une étude[19]. L'hypothèse : ces acides rigidifieraient la membrane des neurones, perturbant leur communication et le transport des neurotransmetteurs. Un phénomène inflammatoire pourrait aussi être en cause.

La vitamine D

On a beaucoup parlé de la « vitamine du soleil » durant la pandémie, car elle jouerait un rôle clé dans le système immunitaire. Elle serait aussi impliquée dans la synthèse de la sérotonine et de la dopamine. Différentes études suggèrent d'ailleurs son importance pour la gestion du stress et la lutte contre la dépression. Si c'est déjà tendu au travail, il faut la garder à l'œil... C'est moins dans l'assiette que vous la trouverez (les rares sources sont les poissons gras, le jaune d'œuf, le foie de veau et le lait ou les céréales enrichis en vitamine D) qu'en mettant le nez dehors, puisqu'elle est principalement synthétisée par la peau sous l'effet des rayons UVB. De 45 minutes à 1 heure d'exposition à la lumière naturelle par jour suffisent, il ne s'agit pas de faire la crêpe des heures au soleil. En cas de facteurs de risque de carence — âge, saison hivernale, région peu ensoleillée, peau foncée, surpoids et obésité, sexe féminin —, une supplémentation n'est pas un luxe. Parlez-en à votre doc !

CHAPITRE 3

BIEN DANS MON JOB...

AVEC LES AUTRES

« L'enfer, c'est les autres », écrit Sartre. Certes, mais « nous devons être le changement que nous voulons pour le monde », lui répond Gandhi. OK, j'avoue, il s'agit d'un dialogue imaginé ! Le message ? S'il est impossible de transformer les autres, quelque chose dans nos relations sera modifié si on se change soi-même, par effet de contagion positive. Bien sûr, il ne s'agit pas de vivre au pays des Bisounours – le monde du travail est parfois difficile, on le sait –, mais simplement de remettre dans le travail un peu d'humain, cet engrais qui le nourrit. De la qualité de cet engrais dépend la récolte : les relations humaines peuvent aussi bien être un puissant levier de bien-être au travail qu'un facteur de risques psychosociaux. Ce n'est pas tant lors de séminaires de cohésion ou de team building, comme on dit, que ce collectif se tisse, c'est au quotidien qu'il se façonne, dans notre manière d'être et de communiquer avec nos collègues.

AUTOTEST AVEZ-VOUS UN OU UNE COLLÈGUE TOXIQUE ?

- ☐ Cette personne est constamment en mode négatif, elle se plaint tout le temps.
- ☐ Son humeur est très variable.
- ☐ Elle retourne régulièrement sa chemise, en fonction des personnes et de la situation.
- ☐ Elle parle très peu d'elle.
- ☐ Quand vous êtes avec elle, votre confiance en vous chute.
- ☐ Elle ne se remet jamais en question, c'est toujours la faute des autres.
- ☐ Elle est sans cesse dans la critique, le jugement, et cela déteint sur vous.
- ☐ Vous ne vous sentez pas très bien quand vous êtes avec cette personne.
- ☐ Elle vous fait vous questionner sur votre travail, vos compétences.
- ☐ Elle est passée maître dans l'art de diviser pour mieux régner.
- ☐ Elle n'hésite pas à prêcher le faux pour avoir le vrai.
- ☐ Vous avez l'impression qu'elle vous utilise.
- ☐ Vous n'osez pas donner votre avis ou la contredire.

Si vous cochez plus de trois cases, vous avez affaire à un ou une collègue toxique. Une seule chose à faire : l'éviter !

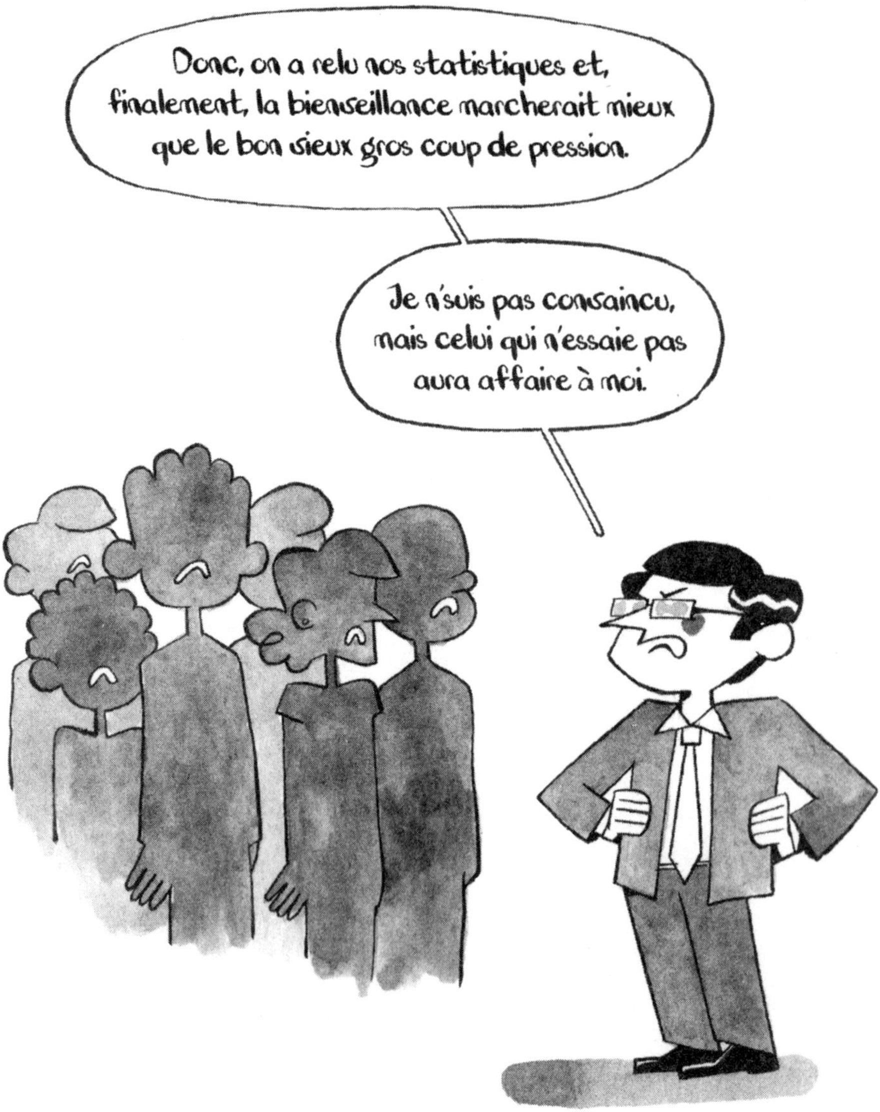
Donc, on a relu nos statistiques et, finalement, la bienveillance marcherait mieux que le bon vieux gros coup de pression.
Je n'suis pas convaincu, mais celui qui n'essaie pas aura affaire à moi.

LA BIENVEILLANCE, UNE PUISSANTE ARME ANTISTRESS

« Au travail, on n'est pas là pour se faire des amis ! » Certes, mais cela n'empêche pas de se comporter convenablement, et même avec bienveillance. Voilà, on a dégainé le mot à la mode ! Être bienveillant au travail, n'est-ce pas un peu suspect ? Non, si on part du principe que la bienveillance est tout simplement l'alpha et l'oméga de l'humanité. Respect, courtoisie, bonté, écoute, reconnaissance, gratitude, confiance... : elle englobe toutes ces valeurs qui font le bien d'autrui, mais aussi le nôtre. En effet, la bienveillance est un puissant facteur de protection contre le stress, un formidable levier de motivation. Cela dit, la bienveillance au quotidien n'est pas innée, elle demande des efforts !

Et si le bonheur au travail c'était... les autres ?

L'un des grands enseignements des confinements un, deux et trois (j'espère, à l'heure où j'écris ces lignes, que la série s'arrêtera là) aura été que nous sommes des êtres sociaux. Cette vie de bureau parfois décriée, nous en avons besoin ! Le travail reste en effet le premier vecteur de socialisation et d'appartenance à la société. Le lien social fait partie intégrante du travail. Il le nourrit ; il nous nourrit. Pour preuve : dans un sondage[1] réalisé fin 2020, on découvre que 40 % des travailleurs considèrent ce lien social comme un ingrédient clé du bonheur au travail. Pour les 18-24 ans, il s'agit même de la principale source de bien-être. L'idéal étant, bien sûr, que ce lien social soit de qualité. Ce collectif est aussi source de motivation, de créativité, d'intelligence collective. Lorsqu'on parle du collectif, il ne s'agit pas simplement des réunions. La vie même au travail — la pause-café, le repas à la cafète, etc. — concourt à cette saine émulation. C'est lors de ces moments informels que l'on échange, entre deux blagues ou quelques ragots, les « bravo » et les « merci pour ton aide » qui font du bien et permettent de relâcher la pression. Sans eux — comme c'est le cas en télétravail —, les relations sont uniquement transactionnelles, or nous sommes des êtres de liens, pas seulement des marchandises !

Simple comme bonjour

« Dis bonjour à la dame ! » Cette phrase, on la répète des milliers de fois à ses enfants ! À croire que cette règle leur est réservée, car nombre d'adultes oublient la formule magique lorsqu'ils passent la porte du bureau. Premier mot adressé à ses collègues le matin, ce « bonjour » est pourtant un concentré d'humanité. C'est reconnaître qu'il y a en face de soi un être humain et non un robot, un objet ou une simple fonction dans l'entreprise, que ce ne soit pas un bonjour réflexe ou porteur de tous ses soucis du moment.

VOTRE EXO

Avant de pousser la porte du bureau, faites une petite pause de « pleine conscience » dans votre voiture, l'ascenseur ou le couloir afin de mettre derrière vous les tracas du matin — les embouteillages, le métro en retard, la dispute avec votre conjoint... — et de ne pas anticiper ceux à venir — le dossier à boucler, ce coup de fil que vous repoussez, etc. Ensuite, dites bonjour à vos collègues les yeux dans les yeux, le sourire aux lèvres (même derrière un masque, il se voit). N'hésitez pas à ajouter le prénom de votre interlocuteur et un « Comment ça va ? » sincère, appelant une réponse. Contagion assurée !

UNE QUESTION D'HORMONES

Dans son livre *la Bienveillance au travail*[2], Philippe Rodet, ancien médecin urgentiste aujourd'hui spécialisé dans le stress, explique que la bienveillance a un double effet : elle augmente les émotions positives et diminue les émotions négatives. Ce faisant, elle favorise la fabrication de deux hormones : l'ocytocine et les endorphines. L'ocytocine diminue le niveau de stress, augmente la créativité, renforce la cohésion. Parallèlement, elle va libérer des endomorphines (une forme d'endorphine), qui de leur côté vont abaisser le niveau de stress et permettre la libération de dopamine, hormone de la motivation et du plaisir. Ou comment entrer dans le cercle vertueux, et hormonal, de la bienveillance...

Le pouvoir de la gratitude

Bonjour, au revoir et merci constituent la sainte trinité de la politesse. Certes, mais pourquoi remercier quelqu'un qui fait tout simplement son job ? Parce que la gratitude a de nombreux effets bénéfiques sur le destinataire, qui voit ainsi ses efforts validés — et qui se voit reconnu comme un individu à part entière —, mais aussi sur l'expéditeur, vous en l'occurrence. Véritable moteur de bien-être, la gratitude est comme un coup de projecteur sur le positif qui vient contrebalancer notre tendance naturelle à nous focaliser sur le négatif. Elle permet de repérer et d'apprécier davantage les événements positifs de la vie et d'affaiblir les émotions négatives. Comme le montrent les neurosciences, elle est aussi génératrice de relations de meilleure qualité et d'une meilleure santé physique et mentale.

VOTRE EXO

Durant une semaine, dites merci à vos collègues, par mail ou de vive voix, même pour le plus petit service, en contextualisant ce merci : « Je te remercie pour ta rapidité, cela m'a aidé à boucler plus rapidement ce dossier », « Merci pour tes conseils, ils m'ont permis d'avoir un regard nouveau sur ce problème »... Et observez les effets sur votre entourage.

LA LIGNE DE LOSADA

Pourquoi faut-il autant d'efforts à l'être humain pour focaliser sur le positif plutôt que sur le négatif ? C'est mathématique ! Après des études menées au sein d'une centaine d'entreprises, le psychologue Marcial Losada est parvenu à ce chiffre : 2,9. Ce serait le ratio interactions positives/interactions négatives nécessaire pour qu'une relation fonctionne bien. Autrement dit, il faut environ trois expériences, expressions ou commentaires positifs pour venir contrer les effets néfastes d'une seule remarque négative. On comprend pourquoi un merci ou un compliment ne sont jamais pas de trop !

Pratiquez la bonté

Trop bon, trop con ? La gentillesse n'a pas toujours bonne presse. Triste monde... De nombreuses études ont pourtant montré que les actes d'altruisme réduisaient le stress et amélioraient la santé mentale. En 2020, une méta-analyse[3] a rassemblé quelque 200 études, soit 198 213 participants au total. Les résultats sont sans appel : les actes de gentillesse sont associés à une meilleure santé physique et mentale, mais avec quelques disparités en fonction du geste effectué. Les actes de gentillesse dits « aléatoires » (aider un voisin plus âgé à porter ses courses, par exemple) étaient tout particulièrement vecteurs de bien-être, plus que le bénévolat. Quelques années auparavant, une étude[4] avait montré que les comportements altruistes entraînaient, au niveau du génome, des modifications assurant une meilleure protection immunitaire, avec une diminution des gènes inflammatoires et une augmentation des gènes antiviraux. Les actes de bonté — à condition qu'ils soient sincères — offriraient également une protection contre la dépression grâce à la sécrétion de sérotonine.

VOTRE EXO

Dans son livre *Comment devenir un optimiste contagieux*[6], Shawn Achor propose ce petit exercice : durant une journée, réalisez cinq actes de bonté. On ne vous demande pas de sauver la terre entière, il suffit de quelques petits gestes : apporter des croissants au bureau, relire le dossier d'un collègue, etc. L'essentiel est que ces gestes de bonté soient faits délibérément.

Exit les personnes toxiques, on se rapproche des personnes ressources

Au travail, c'est comme en amour ou en amitié : certaines relations sont toxiques quand d'autres, au contraire, nous font du bien. Ces personnes qui ont le pouvoir d'apposer un filtre négatif sur notre vision des choses, à fâcheusement miner notre confiance en nous et à faire ressortir les traits les moins glorieux de notre personnalité, on en connaît tous. Tel un petit nuage noir au-dessus de notre tête, le collègue toxique assombrit la journée de travail, tandis que la personne ressource va l'illuminer tel un rayon de soleil.

VOTRE EXO

• Repérez le collègue toxique (voir test) et vous en tenir éloigné en vous limitant au strict nécessaire.

• Identifiez vos personnes ressources.

Faites une liste des personnes que vous côtoyez régulièrement au travail. Lisez votre liste et mettez un + à côté de celles qui vous motivent. Recommencez et mettez un + à côté de celles qui vous « élèvent » (qui vous font avoir de bonnes idées, sortir de votre zone de confort, etc.). Recommencez une dernière fois et mettez un + à côté de celles qui vous font ressentir toute autre émotion positive (joie, gratitude, admiration, espoir, etc.). Verdict : les personnes qui auront eu trois + sont vos personnes ressources, celles vers qui vous tourner en priorité.

Dopez votre QE

Il n'y a pas que le QI dans la vie, il y a aussi le QE, ou quotient émotionnel. L'intelligence émotionnelle fait partie des *soft skills* (« compétences douces », en opposition aux *hard skills,* ou « savoir-faire »), ces aptitudes comportementales qui pèsent de plus en plus dans la balance à l'heure du recrutement, au-delà des diplômes et de l'expérience. Mais concrètement, qu'est-ce que c'est ? Pour faire simple, disons qu'il s'agit de la capacité à réguler ses émotions et celles des autres, à les distinguer et à utiliser ces informations pour guider sa pensée et ses actions. À l'instar du QI, le QE est plus ou moins élevé selon les personnes. Un sens de l'empathie développé, des capacités d'adaptation et une bonne dose de souplesse, une solide estime de soi, un sens de l'autodérision marqué, la faculté d'être satisfait de ce que l'on a accompli même sans avoir la reconnaissance d'autrui, le recul nécessaire face aux personnes toxiques et aux échecs, la capacité de s'affirmer sont quelques traits communs aux personnes ayant un QE élevé. On comprend donc aisément qu'un QE développé soit, au travail, un véritable facteur de protection contre le stress et un puissant moteur de bien-être. La bonne nouvelle : si certaines personnes sont dotées, il est vrai, d'un peu plus de potentiel que d'autres (question de gènes, d'éducation, de vécu...), l'intelligence émotionnelle reste une capacité et non pas quelque chose d'inné. Traduction : il est possible de la travailler tout au long de notre vie !

LES 12 *SOFT SKILLS* QUI FONT LA DIFFÉRENCE

Dans son rapport « Future of Work », le World Economic Forum a identifié les 12 *soft skills* les plus recherchées par les entreprises en 2020 : l'autonomie, la capacité d'adaptation, la résolution de problèmes complexes, l'esprit critique, la créativité, le management, l'esprit d'équipe, l'intelligence émotionnelle, le jugement et la prise de décision, le sens du service, la négociation, la flexibilité.

Cinq conseils pour développer son QE

1. **Faites le point sur votre « profil » émotionnel** : interrogez-vous (sans vous juger). Quels sont mes points forts et mes points faibles sur le plan émotionnel ? Dans quelle mesure cela influe-t-il sur mes réflexions, mes paroles, mes décisions, mes actions ?
2. **Affinez votre autoradar à émotions** : prenez une situation qui vous a récemment fait souffrir au travail. Identifiez la nature de l'émotion ressentie (colère, tristesse, déception, injustice, regret, insécurité, dégoût, frustration, envie...). Évaluez son intensité sur une échelle de 1 à 10, puis posez-vous ces quelques questions : dans quel contexte cette émotion est-elle apparue ? Y a-t-il eu un élément déclencheur ? Quel besoin non satisfait se cache derrière elle ?
3. **Appliquez la règle de platine** : contrairement à la règle d'or, qui invite à traiter l'autre comme on aimerait être traité, la règle de platine nous intime de traiter l'autre comme il aimerait être traité, une posture qui nous force à nous mettre à la place de l'autre, chaque personne étant différente.
4. **Pratiquez l'écoute active** : quand un collègue vous parle, vous l'entendez, mais l'écoutez-vous vraiment ? Une posture d'écoute active nécessite, primo, de mettre de côté ses préjugés, ses jugements, ses idées préconçues, et secundo, de laisser l'autre s'exprimer

sans lui couper la parole. Il s'agit moins d'apporter votre point de vue que de comprendre votre interlocuteur. Pour cela, observez-le attentivement : en dehors de ses mots, il vous parle avec son attitude, ses gestes, son regard. Affûtez votre regard pour décrypter au mieux cette communication non verbale.

5. **Méditez** : la pratique régulière de la pleine conscience permet d'accueillir ses émotions, sans les juger, de mettre plus facilement des mots dessus et d'introduire un petit temps de pause pour éviter d'agir sous le coup de l'émotion.

LE DÉCRYPTAGE DE L'EXPERT

Christophe Haag

professeur à l'EM Lyon Business School et chercheur en psychologie sociale, auteur de *la Contagion émotionnelle* (Albin Michel), cofondateur de Moodwork France et cocréateur de l'appli Dr Mood et du test QEPro

« L'émotion est le virus le plus contagieux. »

Qu'est-ce que la contagion émotionnelle ?

Christophe Haag : Tout comme nous avons une empreinte carbone, nous avons une empreinte émotionnelle. Les émotions qui transparaissent à travers nos gestes, notre posture, nos paroles, ont un impact sur les autres. Lors de toute interaction, par un phénomène de mimétisme immédiat, inconscient et automatique, nous nous mettons au diapason des émotions de l'autre. Nos neurones miroirs « photographient » l'action de l'autre et l'imitent. C'est une composante fondamentale des rapports humains : on imite l'autre pour ne pas être rejeté. Ainsi, l'émotion est le virus le plus contagieux qui soit.

Toutes les émotions sont-elles contagieuses ?

C.H. : Pour reprendre l'expression du psychologue Rick Hanson, le cerveau agit sur les émotions négatives comme du Velcro et sur les émotions positives comme du Téflon. Autrement dit, les émotions négatives sont les plus contagieuses : et elles sont plus difficiles à éliminer. Nous devons donc redoubler d'efforts pour émettre moins d'émotions toxiques et plus d'émotions bénéfiques. En cela, nous avons une vraie responsabilité. Quel agent pathogène est-ce que je veux être ? Un agent toxique ou un agent bénéfique ? Nous faisons partie d'un tout. Si l'on perd cela de vue, nous risquons de devenir collectivement fous et de perdre ce qui fait la force de l'humanité : l'empathie, l'amour, l'amitié. C'est d'autant plus important aujourd'hui que nous traversons ce que j'appelle un « hum » (trop-plein) émotionnel négatif.

Le monde du travail n'est pas épargné par ce « hum » négatif…

C.H. : L'équilibre émotionnel y est en effet durement malmené par une situation économique dégradée, par la précarité, par des timings de plus en plus serrés, par une hyperconnectivité accrue à cause du télétravail — qui peut provoquer des crises de FOMO, pour *fear of missing out,* c'est-à-dire l'angoisse, chaque fois que l'on se déconnecte du net, d'avoir manqué une info importante —, etc. On y rencontre souvent des « enflures toxiques » (« enflure » dans le sens de quelque chose qui enfle, qui gonfle), ces personnes qui émettent très régulièrement des émotions toxiques, qui placent l'autre en situation d'infériorité, d'insécurité. Pour un bon climat de travail, il est essentiel de faire la chasse à ces agents pathogènes toxiques. Plus encore aux postes clés de management, car de 50 à 70 % du climat émotionnel d'une équipe dépend directement du manager. Une étude que nous avons menée a montré qu'un manager doué d'une intelligence émotionnelle élevée — calculée à partir de notre test QEPro — était beaucoup moins toxique pour son équipe. Pour le bien-être au travail, il y a donc un véritable enjeu au niveau du recrutement : il faut placer le bon agent pathogène au bon endroit.

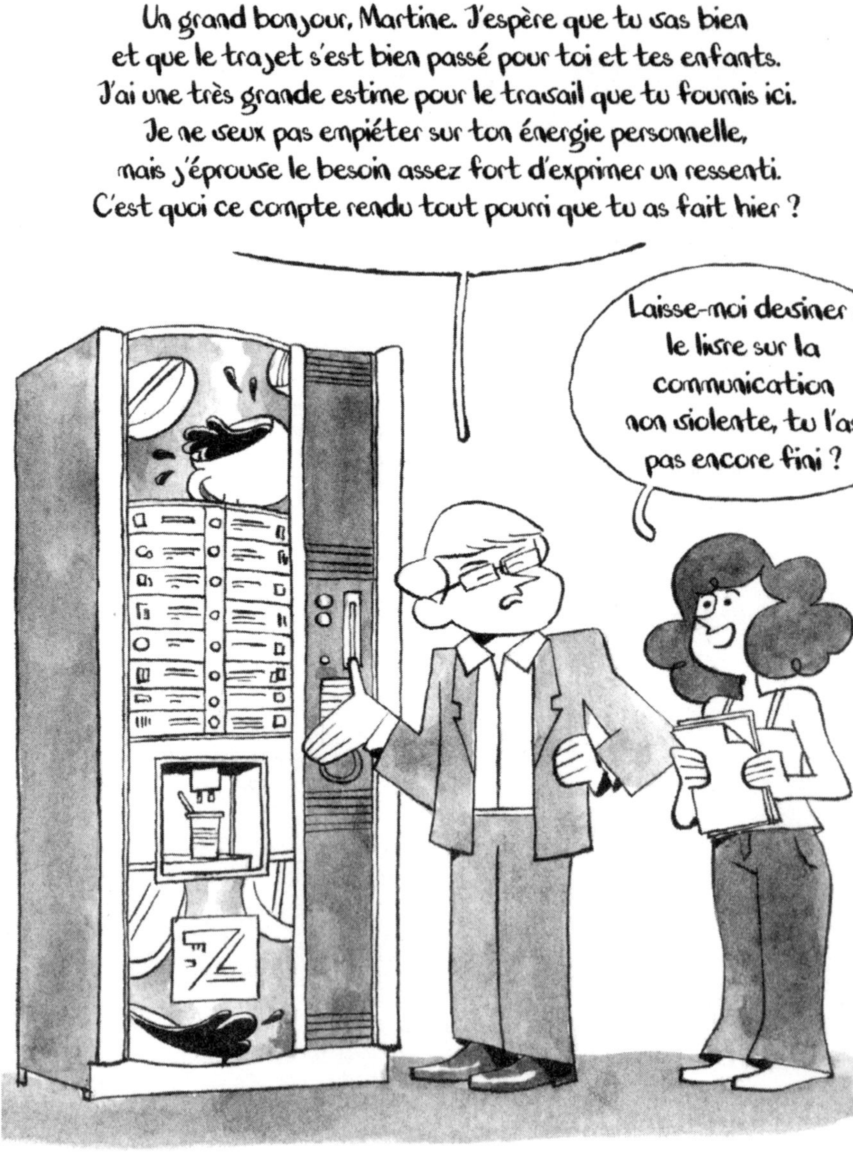
Un grand bonjour, Martine. J'espère que tu vas bien et que le trajet s'est bien passé pour toi et tes enfants. J'ai une très grande estime pour le travail que tu fournis ici. Je ne veux pas empiéter sur ton énergie personnelle, mais j'éprouve le besoin assez fort d'exprimer un ressenti. C'est quoi ce compte rendu tout pourri que tu as fait hier ?
Laisse-moi deviner : le livre sur la communication non violente, tu l'as pas encore fini ?

LA COMMUNICATION, LA CLÉ POUR DE BONNES RELATIONS

Faut-il le préciser ? Une mauvaise communication au travail est source de stress, de tension, de conflit. Par communication, on entend non seulement les mots, dont le poids est déjà énorme, mais également tout ce qui se cache derrière eux : les émotions, les besoins non comblés, les non-dits. Communiquer, c'est aussi écouter l'autre — l'écouter vraiment — et se mettre à sa place. Levier important de la qualité de vie au travail, une bonne communication permet d'entrer dans le cercle vertueux de la contagion émotionnelle positive. Voici quelques outils, méthodes et conseils pour vos premiers pas...

S'inspirer des accords toltèques

Mettre en pratique une sagesse millénaire dans le monde du travail d'aujourd'hui ? L'idée peut paraître farfelue, et pourtant ! il s'agit simplement d'appliquer quelques règles de bon sens (humain) pour vivre et travailler en harmonie. C'est Miguel Ruiz, ancien neurochirurgien devenu chaman, qui en 1997 ressuscita la sagesse des Toltèques, peuple guerrier ayant vécu dans l'actuel Mexique entre 1000 et 1300. Son livre, *les Quatre Accords toltèques* (*The Four Agreements*, en VO), est devenu culte dans le monde entier. Au travail, cette sagesse nous invite à prendre de la hauteur et à mesurer le poids de nos mots. En voici les grandes lignes.

Premier accord toltèque : « Que ta parole soit impeccable. »

Traduction : ce premier accord nous rappelle le pouvoir des mots, il nous invite à parler avec intégrité et à cultiver la modération dans nos propos, sans jamais médire, ni autrui ni soi. La critique fait mal à l'autre, mais aussi à soi car, ce que l'on juge chez l'autre, c'est notre propre filtre.

Et au travail, on applique comment ? Bien que ce soit tentant (et parfois assez jouissif, avouez-le), évitons de critiquer, de juger ou de cancaner sur les collègues. Ça ne nous élève pas vraiment...

Deuxième accord toltèque : « N'en faites jamais une affaire personnelle. »

Traduction : ce que font et disent les autres ne sont qu'une projection de leur propre réalité. Tout ne tourne pas autour de nous !

Et au travail, on applique comment ? Jean-Pierre critique votre attitude envers votre boss ? En réalité, c'est à lui qu'il s'adresse, mais bien sûr il ne le sait pas, tout cela est inconscient. Peut-être aimerait-il justement se comporter comme vous le faites. Inutile donc de prendre ces critiques à cœur et de réagir au quart de tour. On prend de la hauteur, on respire. Zen…

Troisième accord toltèque : « Ne faites aucune supposition. »

Traduction : 80 % de ce qui nous stresse n'est pas le fait d'événements extérieurs, mais d'une élaboration de notre mental.

Et au travail, on applique comment ? Votre supérieur ne vous a pas dit bonjour ce matin ? Votre collègue n'a pas encore répondu à votre mail ? Aussitôt, les rouages de votre mental s'enclenchent et élaborent les pires scénarios. Classique. Dans un premier temps, prenez conscience qu'il ne s'agit que d'un échafaudage de vos pensées et non la réalité. Dans un second temps, communiquez pour mettre les choses au clair. La communication, c'est la clé… enfin, encore faut-il qu'elle soit bien menée !

Quatrième accord toltèque : « Faites toujours de votre mieux. »

Traduction : quelles que soient les circonstances, soyez bienveillant et indulgent envers vous-même. Pas d'autoflagellation !

Et au travail, on applique comment ? C'est une invitation à s'écouter davantage, à prendre en compte ses besoins. Il ne s'agit pas de faire le mieux possible, mais de faire de votre mieux. Nuance… C'est peut-être un détail pour vous, mais ça peut changer beaucoup !

Devenir un pro de la communication non violente

Encore un concept new age ? Pas vraiment, puisque la communication non violente, ou CNV, comme on l'appelle entre initiés, fut développée dans les années 1960 par le psychologue américain Marshall B. Rosenberg. Depuis, elle s'est immiscée dans les bureaux des médiateurs, les cabinets des conseillers conjugaux, mais aussi dans les entreprises à force de séminaires, de conférences ou de formations. Comme les accords toltèques, la CNV nous rappelle l'impact de notre parole, et par conséquent l'importance de la distiller avec soin. Mais elle va au-delà de la méthode de communication : c'est une manière d'être aux autres et à soi, basée sur l'auto-empathie (prise en compte de ses sentiments et de ses besoins) et sur l'empathie (prise en compte des sentiments et des besoins des autres). On aborde l'autre en lui parlant de comment on se sent et de ce dont on a besoin (« je... »), plutôt qu'en lui faisant des reproches (« tu... », « vous... »). Cette posture peut modifier toute la teneur d'un échange et aider dans une multitude de situations au travail : tuer dans l'œuf un conflit avec un collègue, demander une augmentation, partager son point de vue, voire son désaccord, sur un dossier, aborder le problème de la charge de travail, etc. Concrètement, ça se passe en quatre étapes, nommées OSBD.

1. **Observation :** on prend le temps d'observer la situation, de la façon la plus objective possible, sans être influencé par ses émotions, expériences passées, etc. On ouvre ainsi le dialogue de façon neutre.
   La bonne formule : « Lorsque j'entends... », « Lorsque je vois... », « J'observe... »
2. **Sentiments :** on identifie l'émotion, agréable ou désagréable, générée par cette situation.
   La bonne formule : « Je me sens... »
3. **Besoins :** on identifie le ou les besoins (appartenance, reconnaissance, estime de soi, sécurité, réalisation de soi...) à l'origine de cette émotion.
   La bonne formule : « J'aimerais... », « Ce qui est important pour moi, c'est... », « Parce que j'ai besoin de... »
4. **Demande :** on formule une demande concrète, claire et simple afin de satisfaire ce besoin.
   La bonne formule : « Est-ce que tu serais d'accord pour... », « J'apprécierais que tu... »

Un exemple concret au travail

La situation : vous avez travaillé comme un fou sur un dossier et, lors d'une réunion, votre boss complimente uniquement Stéphanie. Stéphanie, vous l'aimez bien, mais quand même...

La version « sous le coup de l'émotion » : vous quittez la réunion en colère, vexé, et vous en voulez à votre boss... mais surtout à Stéphanie. Pourtant, elle n'y est pour rien, la pauvre Stéphanie.

La version CNV : dites à votre boss...

1. **O :** « Lors de la dernière réunion, tu as complimenté Stéphanie pour son travail sur le dossier X, sans évoquer ma contribution. »
2. **S :** « J'ai ressenti un sentiment d'injustice... »
3. **B :** « ... car j'ai besoin de voir mes efforts et mon travail reconnus. »
4. **D :** « J'apprécierais vraiment que tu mentionnes ma contribution à ce dossier à l'avenir. »

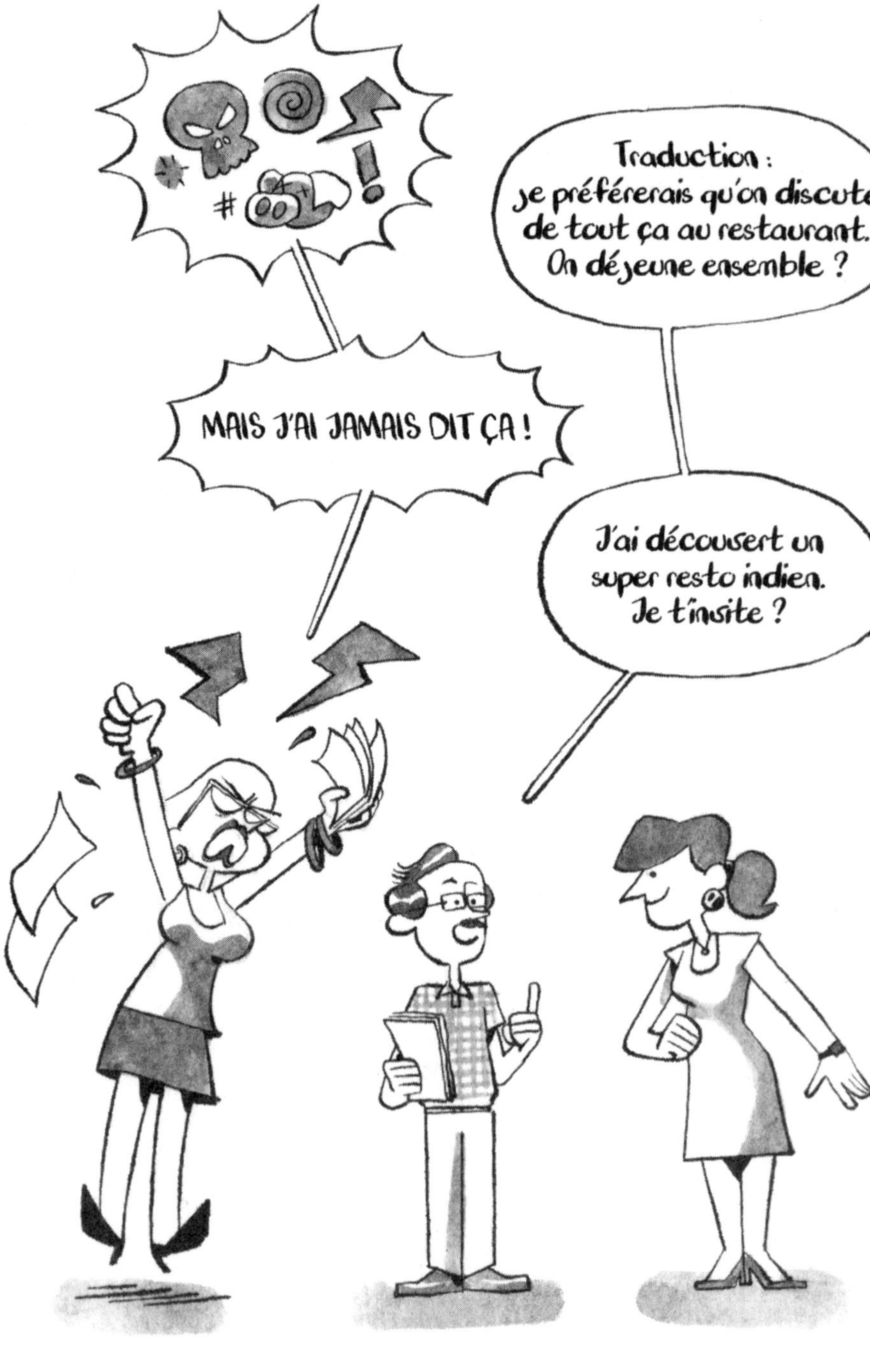
#
!
Traduction :
je préférerais qu'on discute de tout ça au restaurant.
On déjeune ensemble ?
MAIS J'AI JAMAIS DIT ÇA !
J'ai découvert un super resto indien.
Je t'invite ?

L'assertivité, ou l'art de s'affirmer en douceur

« Assertivité », ça sonne un peu comme « agressivité », mais ça n'en est pas ! L'assertivité est une forme d'affirmation de soi, mais dans le respect de l'autre. C'est donner son avis tout en tenant compte de celui des autres, c'est rester ferme dans ses convictions, mais souple dans la forme, c'est savoir dire non quand la charge de travail est déjà suffisante. C'est un subtil équilibre, salvateur pour la santé, puisque l'assertivité permet de ne pas rester avec des non-dits, d'éviter les conflits de valeurs, de limiter la surcharge de travail, etc., autant de facteurs de stress reconnus.

Cinq conseils pour développer son assertivité

1. **Faites le point** : quand on manque d'assertivité, on a souvent tendance à tomber dans l'un ou l'autre de ces extrêmes que sont l'agressivité et la passivité, ou, pire, le passif-agressif (pourquoi choisir quand on peut faire les deux ?). Et vous, dans quelle équipe êtes-vous ? Il est toujours bon de commencer par identifier son mode de fonctionnement pour pouvoir corriger le tir.
2. **Entraînez-vous** : repensez à une situation où vous n'avez pas réussi à donner votre avis. Écrivez ce que vous auriez voulu dire, et lisez-le à voix haute.
3. **Soyez clair et précis** : quand vous donnez votre avis (a fortiori lorsqu'il ne suit pas la tendance), appuyez-vous sur des faits et des éléments objectifs. Si vous soulevez un problème, tâchez en même temps d'apporter des pistes de solution. Soyez sûr de vous (ça ne veut pas dire prétentieux, hein !), en évitant les formules type « Je ne sais pas si c'est une bonne idée, mais... », « Cela peut sembler stupide, mais... ». Cela envoie le message que vous-même ne croyez pas en vos idées et avis. Enfin, montrez que vous prenez en compte l'avis de l'autre (« Je comprends votre point de vue, mais... »).
4. **Soignez votre langage corporel** : on communique avec les mots, mais aussi avec notre posture, le ton de notre voix, notre gestuelle, nos regards. Ce faisceau de signaux, souvent inconscients, constitue la communication non verbale, bien plus puissante qu'on le pense. Vous êtes ratatiné sur votre chaise, les bras croisés comme si vous étiez dans une camisole de force ? C'est mal parti pour ouvrir la communication ! Allez, on ouvre tout ça avec une attitude confiante (attention, pas trop conquérante non plus !). Tenez-vous droit, les épaules ouvertes, et décroisez les bras. Ayez un regard franc et non fuyant. Faites attention à bien doser votre voix également : inutile de crier (= aveu d'impuissance), mais ne chuchotez pas non plus (= manque de confiance). Faites comme moi à la radio !

5. **Apprenez à dire non** : ça n'est pas facile, je sais, mais c'est parfois salvateur ! Le secret : prendre conscience que vous ne pouvez pas tout faire, que vous avez vos propres limites et vos besoins, et que dire oui à tout c'est forcément dire non à d'autres choses, en l'occurrence vous le plus souvent. Partant de là, il n'y a plus de culpabilité à avoir (on a rayé ce mot de notre vocabulaire). Par ailleurs, essayez de proposer une solution intermédiaire lorsque vous dites non : « Non, je ne peux pas faire ce devis d'ici à la fin de la journée, mais demain, pas de problème », « Je veux bien m'en occuper, mais il faudrait que quelqu'un d'autre reprenne le dossier Untel », « Je ne peux pas m'occuper de votre projet, car le dossier X me prend tout mon temps, mais je peux le transférer à mon collègue, qui est parfaitement au courant de votre situation »...

De l'art du feedback

Notre cerveau est, par défaut, câblé sur le négatif. Naturellement, on va pointer ce qui ne va pas — le délai dépassé, ces objectifs non atteints, le retour de ce client insatisfait, etc. — et omettre de relever ce qui va bien. Bien sûr, il est normal et utile d'identifier ce qui doit être corrigé et amélioré, mais c'est comme pour tout : il y a l'art et la manière ! La première règle paraît évidente, mais il est toujours bon de la rappeler : si les remarques positives se font en public, les reproches, eux, se font en privé. Il y a un temps et un lieu pour la critique, et ce n'est pas en plein open space, au vu et au su de tous. La deuxième règle : veiller à contrebalancer le négatif avec du positif (cherchez, il y en a forcément !), en gardant à l'esprit le ratio de Losada : il faut toujours plus de positif dans la balance pour la faire pencher de ce côté. OK, les délais n'ont pas été respectés, mais le travail est de très bonne qualité et le client est satisfait. Ce sur quoi on porte son attention s'accroît (c'est scientifiquement prouvé), il est donc essentiel de mettre une triple dose de positif. Ces encouragements, en plus d'être un levier de motivation et d'amélioration, contribuent aussi à diminuer les effets du stress. Dernier point : la critique doit être constructive, en proposant des suggestions utiles, et même du soutien : « Comment puis-je t'aider pour que ce soit mieux la prochaine fois ? »

Manager : pratiquez la reconnaissance

Environ 76 % des salariés estiment que la reconnaissance est le premier levier de bien-être au travail, mais ils sont 7 sur 10 à souffrir d'un manque de reconnaissance, indique un sondage réalisé par Bloom at Work. Facteur de risques psychosociaux, ce déficit de reconnaissance peut réellement faire des ravages sur la santé. De la part d'un manager, cette reconnaissance doit bien évidemment aller du simple (mais indispensable) merci à d'autres actions, en gardant en tête que, pour avoir un réel impact, la reconnaissance doit être...

- **Authentique,** évidemment !
- **Quotidienne :** une augmentation, une prime de fin d'année ou de bons feed-back lors de l'entretien annuel, c'est bien, mais insuffisant. La reconnaissance doit aussi être connectée au quotidien.
- **Immédiate :** comme pour les punitions ou les félicitations des enfants, la reconnaissance doit être manifestée (sauf augmentation, promotion, etc.) rapidement après l'accomplissement du travail, sans quoi elle perd de son sens.
- **Ciblée :** plus l'objet de la reconnaissance sera ciblé, plus cette reconnaissance aura de sens... et plus le collaborateur sera heureux. Jean-Pierre Brun, auteur du *Pouvoir de la reconnaissance au travail*[6], a identifié quatre formes clés de reconnaissance : existentielle (« Tu es très efficace »), portant sur la pratique de travail (« Tu as géré ce dossier de façon très pragmatique »), sur l'investissement (« Merci d'avoir fait des heures supplémentaires pour boucler cette présentation ») et sur les résultats (« Tu as atteint tes objectifs, bravo »).
- **Adaptée :** la reconnaissance n'est pas simplement monétaire, elle peut prendre bien d'autres formes, comme une promotion, une mise en avant en interne, l'accès à une formation, plus de responsabilité, etc. On veille donc à l'adapter à chaque individu afin de répondre au mieux à ses besoins.

LA BONNE IDÉE

Dans les entreprises, de plus en plus d'initiatives sont menées pour « ritualiser » cette reconnaissance. Chez DHL, par exemple, une *thank you week* est organisée chaque année. Chaque salarié reçoit une enveloppe avec des mots de remerciement de la part de ses collègues et managers, et peut, de son côté, déposer un mot dans les enveloppes de ses collègues.

Attention aux incivilités numériques

Entre un « Je n'ai pas reçu tes dernières corrections ! » et un « Je n'ai pas reçu tes dernières corrections... », vous notez la nuance ? Dans ces trois petits points de suspension, on peut en effet mettre beaucoup de choses ! Selon le baromètre de la santé au travail réalisé par OpinionWay pour Empreinte Humaine publié fin 2020, un tiers des personnes interrogées ont remarqué que les majuscules, les polices en gras ou les points d'exclamation dans les messages étaient davantage utilisés depuis le début de la crise sanitaire. Or, à l'écrit, chaque mot, chaque signe de ponctuation est sujet à interprétation : les points d'exclamation sont pris comme une agression, les mots en majuscule sont reçus tels des coups de poing dans la figure, et les « je te prie » comme des reproches. Et, parce qu'ils ne peuvent plus être désamorcés par une discussion informelle autour de la machine à café, les microconflits s'accumulent. On reste dans des non-dits qui s'enkystent et créent, à distance, un climat d'agressivité, de frustration et de rancœur.

Télétravail : maintenir la communication

Quand on travaille par écran interposé, on a la fâcheuse tendance à oublier que, face à soi, il y a bel et bien un être humain. Le télétravail mène doucement à la déshumanisation, avec à l'arrivée un fort impact sur la santé des salariés. Voici quelques petits conseils pour maintenir la communication et réintroduire une dose de bienveillance dans le télétravail… sans pour autant rester connecté 24 h/24 et multiplier les sources de distraction. Un subtil équilibre à trouver…

- Si vous êtes manager, n'hésitez pas à organiser des points informels réguliers, en tête à tête, au cours desquels vous vous intéresserez à la vie de vos collaborateurs et à leurs éventuels problèmes inhérents au télétravail.
- Lors d'une petite réunion rapide chaque matin, invitez tout le monde à partager sa « météo perso » en notant son moral de 1 à 10.
- Utilisez les mails avec modération, et plus encore la fonction « copie » à toute la hiérarchie. Inutile d'alerter son N+3 pour un petit souci de délai…
- Dans vos mails, n'hésitez pas à ajouter des émoticônes pour indiquer à votre interlocuteur votre état d'esprit. Un ☺ suffit parfois à adoucir un échange…
- En situation de crise, l'écrit a ses limites : on y interprète chaque mot, chaque virgule. Mieux vaut décrocher son téléphone ou organiser une visio pour crever l'abcès. À l'oral, il est toujours plus simple d'exprimer ses ressentis (à l'origine de beaucoup de conflits).
- On peut aussi décrocher son téléphone quand tout va bien, juste pour le plaisir d'échanger ou pour éclaircir un point. C'est souvent beaucoup plus simple (et efficace) qu'une dizaine de mails… Et ça fait du bien de parler à un être humain. Vraiment !

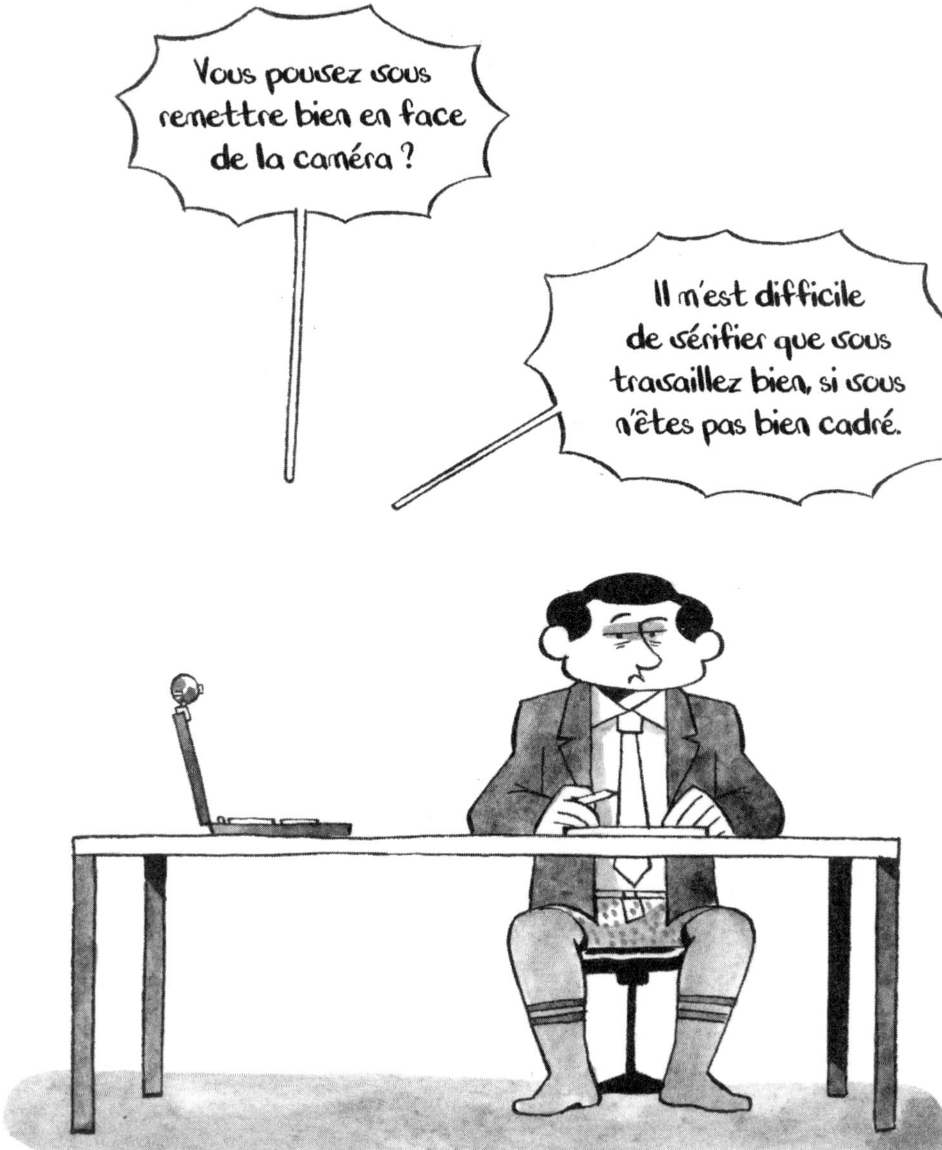
Vous pouvez vous remettre bien en face de la caméra ?
Il n'est difficile de vérifier que vous travaillez bien, si vous n'êtes pas bien cadré.

- Créez un espace « pause-café » sur l'intranet où chacun puisse se connecter librement. À noter : il existe une appli, La Machine à Café Virtuelle, qui recrée, grâce à un algorithme et un système d'invitations, les rencontres fortuites (avec cinq personnes au maximum) qui ont lieu naturellement autour de la machine à café en présentiel.
- Pour remplacer les after, il y a bien sûr les apéros en visio (même si, après plus d'un an, en on voit un peu les limites...). Pour renouveler le genre, certaines entreprises ont mis en place des apéros thématiques. Pourquoi pas...
- Autre idée de moments informels pour créer de la convivialité : des rencontres (visio) avec une thématique : voyage, écologie, cinéma... Ce peut être l'occasion, pour les collaborateurs, de mettre en avant ce qui les anime, les passionne, leurs savoirs et leurs connaissances... en dehors de leur vie pro. Car oui, il y a une vie à côté du travail !
- Activez régulièrement le pouvoir de la gratitude, en envoyant par exemple un mail à votre collègue pour le remercier de son aide. On peut aussi mettre en place un fil de discussion « instagratitude » où chacun peut féliciter, remercier, partager ses petits succès...
- Enfin, la bienveillance à distance passe par le respect du droit à la déconnexion.

Comme avec les enfants, on montre l'exemple : on s'abstient d'envoyer un mail à 21 heures. Il fera jour demain...

CHAPITRE 4

BIEN DANS MON JOB...

SANS STRESS

Le stress au travail ? Une lapalissade (mot compte double !). Comme si l'un n'allait pas sans l'autre. Il y a même les défenseurs d'un « bon stress », celui qui permettrait de se motiver et de se dépasser. Il y a aussi ceux qui estiment que le stress, « c'est dans la tête ». Une manière un peu facile de se dédouaner de toute remise en question quant aux conditions de travail... Face à ces idées reçues, il est plus que temps de remettre les pendules à l'heure. Non, lorsque le stress devient la norme, on ne peut plus parler de bon stress. Et non, le stress n'est pas seulement un problème individuel. Les conditions de travail – et cela englobe un tas de choses, de la charge de travail à la reconnaissance en passant par l'autonomie, vous verrez – ont aussi leur (grande) part de responsabilité. Alors, comment s'attaquer au monstre ? Malheureusement, nous n'avons pas le pouvoir d'agir sur le monde du travail et son organisation, mais soyons optimistes : les choses changent, avec ici et là de belles initiatives. Autre raison de rester optimistes : au niveau individuel, il existe une marge de manœuvre pour limiter le stress au travail, ou du moins mieux le vivre. Voici quelques clés pour agir à votre échelle...

LE STRESS, DE QUOI PARLE-T-ON EXACTEMENT ?

On stresse dans les embouteillages, avant un entretien d'embauche, devant l'épreuve des poteaux de *Koh-Lanta*... Aujourd'hui, le terme est tellement employé à tort et à travers qu'on ne sait plus quelle valeur lui accorder. Le risque : finir par minimiser les risques d'un vrai stress, comprenez un stress qui s'installe sur la durée. Or, dans le monde du travail, ce stress chronique est une réalité. Les « risques psychosociaux », comme on les appelle dans le jargon de la médecine du travail, sont d'ailleurs devenus le premier motif de consultation dans les centres de pathologies professionnelles.

AUTOTEST SUIS-JE STRESSÉ(E) ?

Différents tests existent afin de mesurer le stress. Nous vous proposons ici l'un des plus simples, l'échelle de stress perçu adaptée de Cohen et Williamson. Elle comporte dix items et est l'une des plus utilisées pour évaluer la perception du stress. Petit conseil : essayez de répondre le plus spontanément possible...

Au cours du dernier mois, j'ai été dérangé(e) par un événement inattendu :

- ☐ Jamais : 1 point
- ☐ Presque jamais : 2 points
- ☐ Parfois : 3 points
- ☐ Assez souvent : 4 points
- ☐ Souvent : 5 points

Au cours du dernier mois, il m'a semblé difficile de contrôler les choses importantes de ma vie :

- ☐ Jamais : 1 point
- ☐ Presque jamais : 2 points
- ☐ Parfois : 3 points
- ☐ Assez souvent : 4 points
- ☐ Souvent : 5 points

Au cours du dernier mois, je me suis senti(e) stressé(e) ou nerveux(se) :

☐ Jamais : 1 point
☐ Presque jamais : 2 points
☐ Parfois : 3 points
☐ Assez souvent : 4 points
☐ Souvent : 5 points

Au cours du dernier mois, je me suis senti(e) capable de prendre en main mes problèmes personnels :

☐ Jamais : 5 points
☐ Presque jamais : 4 points
☐ Parfois : 3 points
☐ Assez souvent : 2 points
☐ Souvent : 1 point

Au cours du dernier mois, j'ai senti que les choses allaient comme je le voulais :

☐ Jamais : 5 points
☐ Presque jamais : 4 points
☐ Parfois : 3 points
☐ Assez souvent : 2 points
☐ Souvent : 1 point

Au cours du dernier mois, il m'est arrivé de penser que je ne pouvais pas assumer tout ce que je dois faire :

☐ Jamais : 1 point
☐ Presque jamais : 2 points
☐ Parfois : 3 points
☐ Assez souvent : 4 points
☐ Souvent : 5 points

Au cours du dernier mois, j'ai été capable de maîtriser mon énervement :

☐ Jamais : 5 points
☐ Presque jamais : 4 points
☐ Parfois : 3 points
☐ Assez souvent : 2 points
☐ Souvent : 1 point

Au cours du dernier mois, j'ai senti que je dominais la situation :
- ☐ Jamais : 5 points
- ☐ Presque jamais : 4 points
- ☐ Parfois : 3 points
- ☐ Assez souvent : 2 points
- ☐ Souvent : 1 point

Au cours du dernier mois, je me suis senti(e) irrité(e) parce que les événements échappaient à mon contrôle :
- ☐ Jamais : 1 point
- ☐ Presque jamais : 2 points
- ☐ Parfois : 3 points
- ☐ Assez souvent : 4 points
- ☐ Souvent : 5 points

Au cours du dernier mois, j'ai trouvé que les difficultés s'accumulaient à un point tel que je ne pouvais plus les contrôler :
- ☐ Jamais : 1 point
- ☐ Presque jamais : 2 points
- ☐ Parfois : 3 points
- ☐ Assez souvent : 4 points
- ☐ Souvent : 5 points

Comptabilisez vos points.
- *Moins de 21 points* : vous savez gérer votre stress et avez de bonnes capacités d'adaptation. C'est bien !
- *Entre 21 et 26 points* : en général, vous arrivez plutôt bien à faire face au stress, sauf dans certaines situations. Cela génère un sentiment d'impuissance et des émotions négatives. Rien de grave, des techniques de gestion du stress (vous en découvrirez plusieurs dans les pages qui suivent) vous permettront de limiter ces situations.
- *Plus de 27 points* : le moins que l'on puisse dire, c'est que vous êtes stressé, très stressé. Quasiment tout le temps ! Pour éviter d'imploser en plein vol, il est temps de prendre soin de vous, notamment en travaillant sur vos schémas de pensée.

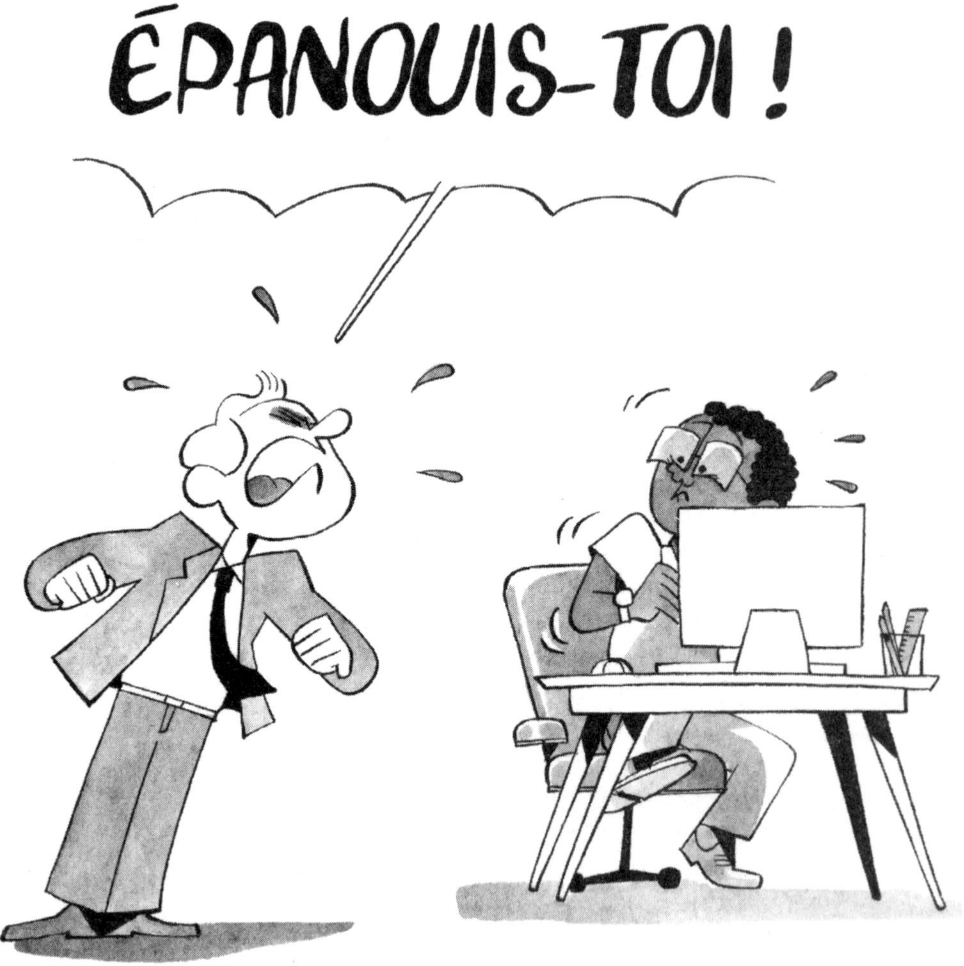
ÉPANOUIS-TOI !

Sans stress, l'humanité ne serait plus

L'image que l'on utilise souvent pour illustrer le stress est celle d'un homme préhistorique qui prend ses jambes à son cou pour fuir un énorme mammouth. Anachronique ? Un peu... Le stress, ce serait plutôt mettre les bouchées doubles afin de rendre un dossier ASAP ou piquer un petit sprint pour attraper son RER. Selon Hans Selye, endocrinologue canadien considéré comme le « père » du stress, « le stress est la réaction de l'organisme face aux modifications, aux exigences, aux contraintes ou aux menaces de son environnement, en vue de s'y adapter ». Face à une situation hostile, inconnue, imprévue, l'organisme va déclencher une série de modifications physiologiques. Le but : aiguiser nos sens pour percevoir le danger, trouver la solution la plus adaptée (résister, se battre ou fuir) et mobiliser toutes nos ressources pour y faire face. À la base, donc, le stress est plutôt bénéfique, voire vital ! C'est le fameux effet adrénaline, celui qui permet aux candidats de *Ninja Warrior* de boucler un parcours qui nous paraît inhumain, à ceux de *The Voice* de sortir leurs tripes sur scène, et à vous de mobiliser toute votre énergie et vos capacités pour venir à bout de ce fameux dossier.

Une réaction en trois phases

Alors, c'est quoi le problème ? Pour bien comprendre ce qui pêche avec le stress, impossible de faire l'impasse sur une petite leçon de biologie à propos des trois phases du mécanisme du stress.

La phase d'alarme

Prenons un exemple : un fournisseur vous appelle, il y a eu une erreur dans la livraison, il a absolument besoin de dix cartons de papier toilette pour le lendemain. Une petite structure de notre cerveau nommée « locus cœruleus » procède à une rapide analyse : est-ce que je connais cette situation ? Est-elle dangereuse pour moi ? De quelles ressources est-ce que je dispose pour y faire face ?

Si les warnings s'allument, des impulsions nerveuses stimulent l'hypothalamus (une petite glande située à la base du cerveau, qui sécrète des hormones), qui donne à l'hypophyse (une autre petite glande) l'ordre de déclencher le système sympathique. Les terminaisons nerveuses des organes sécrètent alors de la noradrénaline, une hormone qui va activer la synthèse d'adrénaline (une autre hormone). Le duo adrénaline et noradrénaline entraîne alors une série de réactions : la fréquence cardiaque s'accélère, les vaisseaux sanguins se dilatent, la respiration s'emballe, les muscles se contractent, la sensibilité à la douleur diminue, etc. Le but : mobiliser toutes vos ressources.

Toutes les autres fonctions inutiles à ce moment *t* — la libido, la digestion, l'immunité, la croissance — sont mises en veille. Cette phase d'alarme peut durer de quelques minutes à quelques heures.

C'est bon, tout est bouclé ? Le système parasympathique reprend le dessus. Le calme après la tempête...

La phase de résistance

Vous n'avez toujours pas réussi à mettre la main sur ces dix cartons, la situation stressante persiste donc. Le corps se concentre sur l'essentiel : s'adapter à la situation pour survivre. Nouvelle réaction domino : l'hypothalamus sécrète de la corticolibérine (souvent nommée CRH, pour *corticotropin-releasing hormone*), qui va déclencher la libération de l'hormone corticotrope (ACTH). Cette décharge d'ACTH va à son tour provoquer la libération du cortisol, souvent surnommé l'hormone du stress. Vous me suivez toujours ? Ce cortisol va permettre, entre autres, de mobiliser toute l'énergie nécessaire pour répondre aux besoins accrus des muscles, du cœur, du cerveau. Dans le même temps, le cortisol exerce une action de rétrocontrôle sur le cerveau : des récepteurs du système nerveux central détectent les quantités libérées dans le sang et adaptent leur production pour que l'organisme ne soit pas inondé d'hormones du stress. Durant cette seconde phase, on est particulièrement vulnérable, car le corps fonctionne littéralement en surrégime.

La phase d'épuisement

Les erreurs de livraison de ce genre arrivent fréquemment, vous devez donc souvent retourner ciel et terre pour corriger le tir dans l'urgence. Sans compter, bien sûr, tous les autres problèmes à traiter. Le stress devient chronique. Son système de rétrocontrôle est dépassé, il produit toujours plus d'hormones du stress.

SYSTÈME SYMPATHIQUE ET SYSTÈME PARASYMPATHIQUE

Les systèmes sympathique et parasympathique constituent le système nerveux autonome, ou végétatif. Avec son vaste réseau de nerfs reliés aux différents organes, ce système régule tous les processus corporels automatiques : circulation sanguine, respiration, digestion, maintien de la température, etc. Les systèmes parasympathique et sympathique ont une action opposée, un peu comme le yin et le yang : le parasympathique calme l'organisme, tandis que le sympathique lui donne un coup de boost. Lors d'un stress, c'est lui qui donne l'alarme et met l'organisme en branle-bas de combat.

Le problème du stress, c'est lorsqu'il dure

Enchaîner les parcours à *Ninja Warrior* ou les auditions à l'aveugle, boucler des dossiers tous plus urgents les uns que les autres, ce n'est pas tenable à la longue. Lorsque l'urgence devient la norme, lorsque la surcharge de travail est là tout au long de l'année, on passe en stress chronique. Le cerveau ne reçoit jamais l'information lui indiquant que la situation de stress est finie, il reste donc en mode stress, et c'est l'effet domino. Tous les systèmes (digestif, cardiaque, immunitaire, sexuel, etc.) subissent l'impact négatif des hormones du stress, à commencer par le cortisol. Non seulement le stress est désagréable à vivre (pour vous, pour votre entourage), mais il pille aussi votre santé. Baisse du système immunitaire, augmentation de la pression artérielle, tensions musculaires, troubles du sommeil, surpoids, etc. : la liste des méfaits du stress sur la santé est aussi longue que votre to-do list de la semaine.

Tous stressés au travail ?

Les sondages sur le stress sont pléthore, et tous s'accordent sur un point : le stress gagne du terrain ! On reprendra ici les résultats de l'« observatoire du stress au travail[1] », réalisé entre mi-janvier 2013 et mi-juin 2017 auprès de plus de 30 000 salariés de différents secteurs d'activité. Voici ce que nous apprend l'observatoire :

- 24 % des salariés sont dans un état d'hyperstress, c'est-à-dire à un niveau de stress trop élevé, et donc à risque pour leur santé ;
- 51 % des salariés connaissent peu de stress ;
- les femmes sont plus touchées que les hommes, avec respectivement 28 % et 20 % de salariés en hyperstress, et 46 % et 55 % ne subissant que peu de stress ;
- cadres et non-cadres sont également touchés par l'hyperstress (respectivement, 24 % et 23 %) ;
- les taux d'hyperstress varient selon les secteurs d'activité. Le secteur de la santé humaine et des actions sociales est le plus touché, avec 42 % de salariés en hyperstress. Suivent le secteur des arts, des spectacles et des activités récréatives (31 %), celui des services (29 %) et celui des activités financières et d'assurance (28 %).

Gros plan sur trois sources de stress au travail

Pourquoi tant de stress ? Spontanément, on pense à une surcharge de travail, à des délais trop courts. La quantité de travail combinée au facteur temps est une cause de stress, c'est certain, mais elle n'est (malheureusement) pas la seule. Après avoir étudié la question, réalisé des modèles, des tests, les chercheurs ont identifié six grandes familles de facteurs source de stress au travail. Ce sont les fameux facteurs de risques psychosociaux (voir le tableau page 22). Impossible de les détailler tous ici, mais en voici trois qui devraient vous parler...

Ce que l'on donne... et ce que l'on reçoit en retour

Il s'agit d'un point clé du stress au travail (il est partagé par de nombreuses personnes, faites un petit sondage autour de vous) : le déséquilibre ressenti entre les efforts consentis pour satisfaire les exigences du travail (délais toujours plus courts, heures supplémentaires, augmentation du nombre de tâches à accomplir et des responsabilités) et les récompenses reçues en retour (rémunération, perspectives de promotion et d'évolution, reconnaissance, sécurité de l'emploi). En somme, c'est l'impression de donner beaucoup pour son travail... et de recevoir peu en retour.

L'impossibilité du travail bien fait

Autre déséquilibre souvent pointé : l'écart entre l'objectif à atteindre, la charge de travail à réaliser et les moyens dont on dispose pour atteindre cet objectif. C'est vouloir bien faire, mais ne pas avoir suffisamment de temps et de moyens pour cela. Bien sûr, c'est source de frustration et de stress, a fortiori si l'on est un peu perfectionniste sur les bords.

Le manque d'autonomie

Ne pas pouvoir faire sa pause pipi quand on veut, être dans l'impossibilité de poser ses congés librement, devoir appliquer des processus de travail imposés sans broncher, ne pas participer aux décisions concernant directement son travail... : le manque d'autonomie est lui aussi une grande source de stress. Pourquoi ? Tout simplement car nous ne sommes pas des robots ! L'être humain est un être actif et acteur : il a besoin de raisonner, d'inventer, de créer. Cette marge d'action participe grandement au bien-être au travail.

LE STRESS : PAS QUE DANS LA TÊTE !

Il y a forcément un facteur individuel dans la réaction de stress, puisqu'il est question de perception (comment je perçois la situation) et d'évaluation (quelles sont mes ressources). En fonction de leur histoire, de leur éducation, de leur caractère, les individus interprètent différemment une même situation, et y réagissent à leur façon. Ainsi, ce qui vous stresse ne stresse pas forcément votre collègue. Pour autant, le stress n'est pas obligatoirement dû à des problèmes personnels, pas plus qu'il n'est l'expression d'une fragilité. Des conditions de travail dégradées peuvent aussi être à l'origine de difficultés. Si, dans un service, tout le monde est stressé, il faut se poser des questions sur les conditions de travail.

Non au stress comme outil de management !

Ponctuellement, le stress peut nous aider puisqu'il nous permet de solliciter toutes nos ressources pour mener à bien une tâche. De là est née la notion de stress positif, ou « eustress », un stress qui motive, qui pousse à se dépasser, à sortir de sa fameuse zone de confort. Bien sûr, il y a eu des abus : considérant qu'un travailleur doit être stressé pour donner le meilleur de lui-même, certains ont utilisé l'eustress comme outil de management. Vous voyez le tableau... Ce leadership eustressant est une dérive du management par la peur, ni plus ni moins, une posture très dangereuse, mais aussi contre-productive. Le stress dope la performance jusqu'à un certain degré uniquement. Passé ce point d'équilibre, la motivation s'effondre, les performances chutent. C'est chimique ! Lorsque nous sommes stressés, nos neuromédiateurs sont déséquilibrés : l'augmentation du taux d'adrénaline provoque la baisse de l'acétylcholine, indispensable à la motivation.

Charge mentale : vous prendrez bien une double dose de stress ?

Charge mentale... C'est en 2017, avec une BD d'Emma[2], que ce terme est apparu dans notre vocabulaire. Depuis 2020, il a même droit à son entrée dans le Petit Larousse. Il était temps ! Enfin un mot pour définir — et par là même reconnaître — cette réalité vécue au quotidien par de nombreuses personnes, les femmes plus que les hommes, soyons honnêtes. En sociologie, cette notion de charge mentale avait pourtant été conceptualisée dès les années 1980. En 1984, dans un article, la sociologue Monique Haicault parlait déjà de « deux univers, l'univers domestique et l'univers professionnel, qui coexistent et empiètent l'un sur l'autre ». Pire que la double journée, qui est déjà épuisante en elle-même, il y a la « journée dédoublée » : on pense à tout, tout le temps, on gère la vie familiale quand on est au travail, et inversement. Et c'est d'autant plus fréquent aujourd'hui que les outils numériques ont flouté la frontière entre sphère pro et sphère perso. Inutile de préciser que cette charge mentale fait évidemment grimper le curseur stress !

Vous et le stress : faites le point en cinq étapes

Repérer ses signaux de stress

Être à l'écoute de soi est indispensable. Voici quelques signaux de stress à garder à l'œil…

- Problèmes de peau
- Palpitations
- Troubles du sommeil (difficulté d'endormissement, réveils nocturnes…)
- Irritabilité, nerfs à fleur de peau
- Pensées anxieuses
- Troubles de l'appétit (excès ou manque)
- Manque de concentration
- Douleurs musculaires
- Maux de tête

Parfois, notre cerveau est sursollicité, au point qu'il n'est plus en mesure de détecter ces signes. Il faut alors s'en remettre à son entourage, lui faire confiance quand il nous dit qu'on est vraiment trop stressé… et surtout ne pas le prendre mal.

Identifier ses sources de stress

Deuxième étape : identifier clairement ce qui, au travail, vous stresse.

Mes facteurs de stress	Les éléments factuels
L'organisation au travail	
Les changements survenant au travail	
L'autonomie dont je dispose	
Mes relations avec les autres	
Les exigences et les contraintes	
La reconnaissance de mon travail	
Les ressources dont je dispose	
Mon environnement de travail	
Le soutien moral au travail	
Mon équilibre vie pro / vie perso	

Objectiver

Pour chacun de ces facteurs, posez-vous ces questions :

- Est-ce du ressort de l'entreprise ?
- Est-ce du ressort de son organisation ?

- Est-ce du ressort du management ?
- Quelle est ma part de responsabilité ?
- Qu'est-ce qui relève de mon interprétation de la situation ? de mes réactions ?

Chercher des pistes de solution

Pour les éléments qui sont de votre ressort, réfléchissez aux actions à mettre en place pour améliorer vos conditions de travail et votre gestion du temps, renforcer vos facteurs de protection, modifier votre perception des choses et votre mode de réaction face à certaines situations. Vous trouverez des pistes dans les pages qui suivent.

Communiquer

Faites part à votre hiérarchie des facteurs de stress inhérent à vos conditions de travail, avec des faits tangibles, sans être dans l'émotion. Bien sûr, il faut que cet espace de parole existe.

MES AIDES ANTISTRESS

Telle une lance pour éteindre le feu, certaines techniques permettent de ramener le calme dans le corps quand la tempête du stress se lève. Pratiquées régulièrement, elles peuvent même agir comme un traitement de fond, en nous aidant, petit à petit, à prendre de la distance. Ou de la hauteur, comme vous voulez. On vous propose un petit panel de techniques : à vous de faire votre marché en fonction de vos affinités.

Inspirer, expirer... : notre premier médicament

Petite devinette : que faites-vous 21 600 fois par jour sans même vous en rendre compte ? Respirer, bien sûr ! Mais plus on respire, moins bien on respire. Quand on est bébé, on a une respiration ample, avec son petit ventre qui se gonfle bien. Au fil des années, le ventre se fige, et seul le haut du thorax bouge : c'est la respiration haute, étriquée. Or, la respiration est notre premier médicament, avant même l'alimentation, n'en déplaise à Hippocrate. Gratuite, facile et disponible 24 h/24, la respiration est le réflexe de base à adopter pour apaiser le corps et l'esprit. En se concentrant sur ses inspirations et ses expirations, on se déconnecte de son mental. Cette respiration ample et profonde va aussi permettre de rétablir l'équilibre entre les deux branches du système nerveux autonome : le parasympathique, qui calme l'organisme, et le sympathique, qui est activé en cas de stress. Au passage, on favorise la production de sérotonine, l'hormone de la bonne humeur.

Trois respirations à tester au boulot

L'expiration prolongée : pour éviter d'exploser

On vous accuse injustement d'une erreur ? Votre collègue vous a fait un sale coup ? Il faut absolument faire redescendre la pression pour éviter que la cocotte-minute n'explose. En prolongeant petit à petit l'expiration, on va activer le système parasympathique et empêcher que la production de cortisol ne s'emballe.

MODE D'EMPLOI…

- Placez une de vos mains sur votre ventre.
- Inspirez lentement par le nez en gonflant votre ventre, sur 4 temps. Visualisez un air frais qui entre.
- Une fois les poumons pleins, bloquez l'air sur 2 temps.
- Expirez par le nez sur 6 temps, en dégonflant le ventre. Visualisez l'air chaud de la colère qui sort de votre corps.
- Lorsque vos poumons sont vides, bloquez la respiration sur 6 temps.

La recharge pranique : pour se réénergiser

En ayurvéda (la médecine traditionnelle indienne) et en yoga, le prana désigne l'énergie vitale qui traverse notre corps. OK, vous n'êtes pas trop adepte de ces trucs new age (moi non plus !), mais ça ne coûte rien d'essayer, à part quelques minutes et quelques respirations ! En cas de baisse de régime ou lorsque l'horloge reste bloquée sur 17 heures, visualisez ce prana pour ramener un peu d'énergie.

MODE D'EMPLOI…

- Inspirez lentement et profondément en imaginant les particules lumineuses qui composent le prana entrer dans vos fosses nasales, puis descendre jusqu'à votre plexus solaire, centre énergétique situé sous la pointe du sternum, entre les côtes basses.
- À l'expiration, imaginez cette lumière inonder tout votre corps.
- Recommencez sur plusieurs respirations.

La respiration alternée : pour se recentrer

Impossible de vous concentrer ? Nadi shodhana, un classique des pranayama (les exercices respiratoires de yoga), vise à reconnecter les deux hémisphères du cerveau en respirant alternativement par la narine gauche et par la narine droite.

MODE D'EMPLOI…

- Fermez votre narine droite avec votre pouce droit.
- Inspirez par la narine gauche sur 4 temps.
- Placez l'annulaire sur la narine gauche. Les deux narines fermées, retenez votre souffle durant quelques instants.
- Relâchez le pouce et expirez de la narine droite sur 6 temps.
- Inspirez par la narine droite sur 4 temps.
- Fermez la narine droite avec votre pouce. Retenez votre respiration quelques instants.
- Ouvrez la narine gauche et expirez sur 6 temps.
- Répétez de 6 à 8 fois.

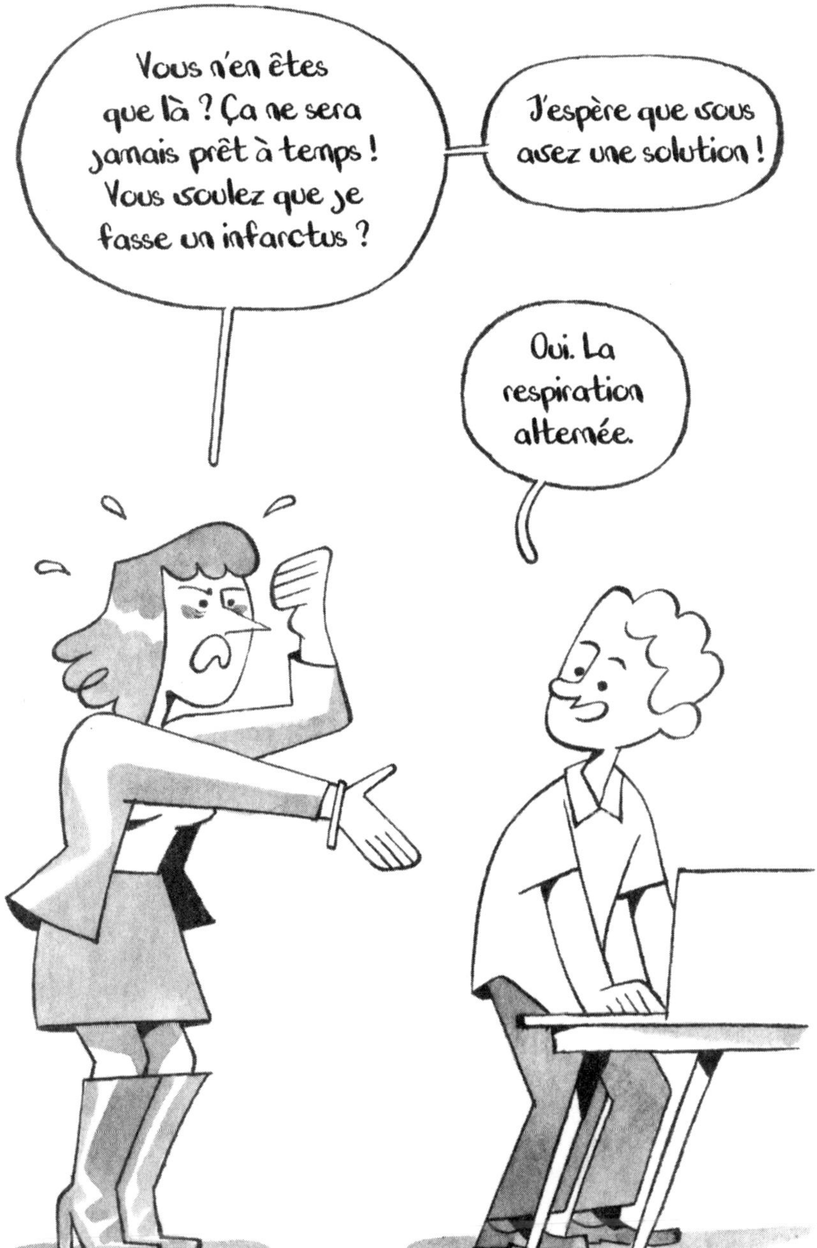
Vous n'en êtes que là ? Ça ne sera jamais prêt à temps ! Vous voulez que je fasse un infarctus ?
J'espère que vous avez une solution !
Oui. La respiration alternée.

La cohérence cardiaque : on respire en rythme

Autre technique basée sur la respiration, la cohérence cardiaque a fait ses preuves en matière de gestion du stress. À la base de cette pratique, mise au point par David O'Hare, il y a cette réalité physiologique : en contrôlant sa respiration, on peut réguler son rythme cardiaque. À l'inspiration, le cœur accélère car on stimule le système sympathique, notre accélérateur. À l'expiration, le cœur ralentit car on stimule le système parasympathique, notre frein. Quand on inspire et qu'on expire de façon égale et profonde pour laisser le parasympathique agir, le cœur ralentit, on lâche prise. C'est l'état de cohérence cardiaque. Et comme le cœur communique directement avec le cerveau via des milliers de neurones, on lui envoie au passage des messages positifs de calme et de confiance. À la clé d'une pratique régulière : réduction du stress, augmentation de l'énergie, plus grande clarté mentale, meilleure prise de décision, prise de distance et lâcher-prise. Autant de qualités à cultiver au travail (et si les collègues s'y mettaient aussi, ce serait parfait).

MODE D'EMPLOI...

La formule magique pour atteindre cette fameuse cohérence cardiaque, c'est précisément 6 cycles respiratoires (inspiration + expiration) par minute pendant 5 minutes. Voici la marche à suivre...

- Asseyez-vous dans un endroit calme, le dos droit, les pieds au sol et les mains sur les cuisses.
- Inspirez par le nez en gonflant le ventre durant 5 secondes.
- Expirez doucement par la bouche en dégonflant le ventre durant 5 secondes.
- Répétez durant 5 minutes.

Dans l'idéal, à pratiquer 3 fois par jour (au lever, le midi, puis au coucher).

LA BONNE IDÉE

Pour vous aider à trouver le rythme, il existe des vidéos sur internet[3] et des applis[4], avec un cercle qui monte ou grandit (à l'inspiration) et qui descend ou rétrécit (à l'expiration). C'est plutôt bien fait, testez !

La sophrologie : on gère son stress

La sophrologie est une technique moderne de relaxation et de développement positif de la personne. Elle propose une panoplie d'exercices alliant respiration, éveil sensoriel et visualisation positive permettant de se détendre, de se concentrer, de gérer son stress et ses émotions, de positiver une situation. À chaque situation de crise au travail sa solution ! La preuve avec ces quatre exercices proposés par Anne Tixier-Nousse, psychologue, sophrologue et coach en préparation mentale.

QUATRE EXERCICES POUR SITUATION DE CRISE

Le triangle : pour se relaxer

Une respiration simple mais efficace pour se relaxer avant de faire une sieste flash ou de reprendre ses esprits après un coup de speed. Dessinez mentalement un triangle quand vous pratiquez cette respiration, cela vous aidera.

- Inspirez par le nez en gonflant le ventre.
- Expirez par la bouche en rentrant le ventre.
- Retenez votre respiration quelques secondes.
- Répétez ce cycle respiratoire de 30 secondes à plusieurs minutes.

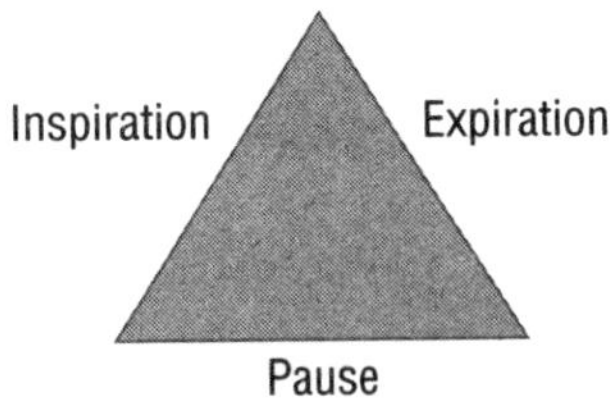

Le triangle inversé : pour se dynamiser

Pour faire le plein d'énergie en cas de coup de barre ou de baisse de motivation, on retourne le triangle.

- Inspirez par le nez en gonflant le ventre.
- Retenez votre respiration quelques secondes.
- Expirez par la bouche en rentrant le ventre.
- Enchaînez ce cycle respiratoire de 30 secondes à plusieurs minutes.

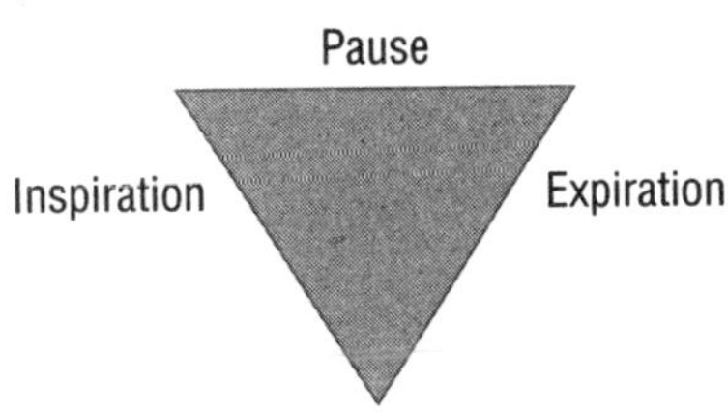

Le trac-tac : pour balayer le trac

Un petit exo combinant respiration et visualisation positive, pour balayer le trac et faire le plein de bonnes ondes avant une réunion importante ou un entretien d'embauche.

- Debout, jambes écartées à la largeur du bassin, redressez votre dos, relâchez vos épaules.
- Fermez votre poing gauche, à l'exception de votre pouce, relevé.
- Sur une inspiration, montez doucement votre bras gauche à 90 °, poing face à votre regard. Fixez votre pouce en visualisant votre objectif (concentration, clairvoyance, confiance, calme…).
- Bloquez votre respiration et, tout en continuant de fixer votre pouce, rapprochez-le lentement de votre front, jusqu'à le poser entre vos sourcils. Fermez les yeux dès que vous commencez à le voir flou.
- Expirez lentement par la bouche en ramenant votre bras à sa position initiale.
- Reprenez une respiration naturelle, accueillez les sensations, puis rouvrez les yeux.
- Répétez 3 fois.

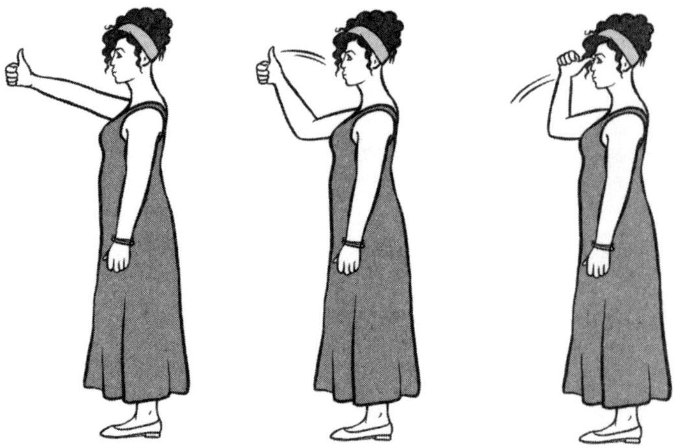

Le punching-ball : pour se libérer du négatif

Taper sur un punching-ball pour vous défouler, vous en rêvez. Sachez que vous pouvez aussi le faire en le visualisant. Moins fatigant, et tout aussi efficace !

- Inspirez en pliant un bras.
- Bloquez la respiration en contractant le bras et en visualisant tout le négatif (sauf des personnes, même si c'est tentant !) dans un punching-ball imaginaire (placé face à vous, par terre).
- Expirez en donnant un coup de poing dans le punching-ball.
- Relâchez et accueillez les sensations.
- Recommencez avec l'autre bras.
- Accueillez les sensations.
- Recommencez alors avec les deux bras.
- Accueillez les sensations, puis faites une petite pause avant de repartir à vos occupations.

Les quatre secrets antistress du sport

Ajouter une heure de sport à un planning déjà ultra-chargé ? Une opération avec retour sur investissement garanti, que ce soit sur le stress perçu, sur le renforcement des systèmes anti-stress ou sur la réponse au stress elle-même. La preuve par quatre…

1. **On carbure aux hormones du bien-être.** À l'effort, le corps sécrète des endorphines et des endocannabinoïdes, hormones du bien-être, ainsi que de la dopamine. On plane littéralement ! Et plus on active ces mécanismes avec le sport, plus on y devient sensible.
2. **On muscle son cerveau.** Une activité physique régulière permet d'optimiser le fonctionnement de l'hippocampe, de limiter la destruction de neurones et d'améliorer les connexions cérébrales. De quoi être plus productif… et moins stressé !
3. **On combat les effets du stress.** Que ce soit sur le plan cardiovasculaire, le plan métabolique ou le plan immunitaire, l'activité physique active des leviers physiologiques antagonistes à ceux du stress, et améliore la qualité du sommeil.
4. **On booste son estime de soi.** Sur le moment, on transpire, on souffre, on en bave, mais rien ne vaut ce sentiment d'accomplissement et de dépassement de soi une fois la séance bouclée ! Meilleure estime de soi = moins de stress.

EN PRATIQUE

30 minutes : c'est la durée minimale d'une séance pour bénéficier des bienfaits anti-stress du sport.

5 fois par semaine : c'est le rythme recommandé, car il existe un effet dose. Plus l'activité est régulière, plus l'effet sur la santé mentale est important.

Le meilleur sport ? Celui qui vous fait kiffer ! Depuis le cross du primaire, vous détestez courir ? Passez votre tour, misez sur le sport que vous aimez. C'est le plaisir qui vous permettra de rester motivé. Et pas de pression, pas de compétition : il ne s'agit pas de vous ajouter une source de stress !

Sept astuces antistress

Quelques gestes simples permettent de relâcher les petites tensions au bureau ou lorsque vous êtes en télétravail.

1. **On met les écouteurs :** la musique adoucit les mœurs, et certaines plus que d'autres. Comme vous vous en doutez sûrement, ce n'est pas le métal mais la musique classique qui se révèle efficace pour ralentir la fréquence cardiaque, diminuer le taux de cortisol et augmenter les sécrétions de dopamine et de sérotonine. Si vous

êtes plutôt amateur de musique électro, écoutez « Weightless », de Marconi Union, le morceau le plus relaxant du monde selon la British Academy of Sound Therapy. En télétravail, n'hésitez pas à pousser la chansonnette, pour une action antistress au niveau hormonal.

2. **On appuie là où ça calme** : en cas d'angoisse ou lorsque les émotions prennent le dessus, massez discrètement le point de la « porte de l'intérieur » (P6), un point d'acupuncture situé sur la face interne du poignet. Pour le trouver, placez trois doigts en partant du pli de votre poignet. Le point se situe après, entre les deux tendons. Exercez une pression assez forte et un mouvement de rotation pendant 30 à 40 secondes.

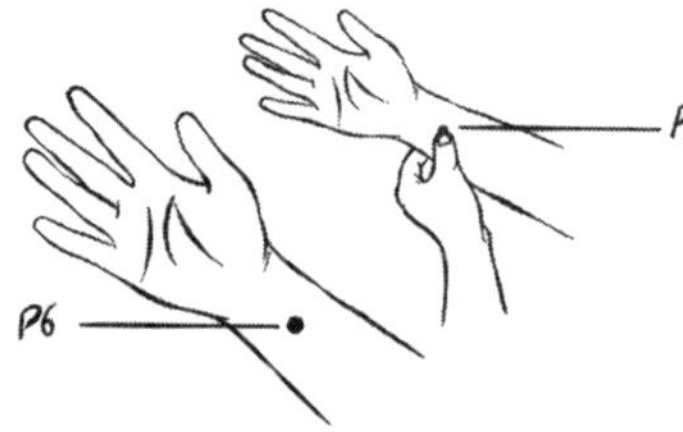

3. **On succombe à l'appel du vert** : direction le parc le plus proche, ou votre jardin si vous télétravaillez (et faites partie des chanceux ayant un jardin !) avec votre salade. Il suffirait de 20 minutes au contact de la nature pour faire baisser le taux de cortisol[5]. Seule contrainte : bannir smartphone, conversation et lecture afin de profiter pleinement de la nature.
4. **On adopte la *power posture*** : avant d'entrer dans l'arène pour une réunion, un entretien d'embauche ou un rendez-vous client, redressez-vous, épaules vers l'arrière, torse ouvert, menton haut et droit. Selon Amy Cuddy, enseignante à la Harvard Business School, cette power posture permettrait de se sentir plus fort. Elle l'a testée sur ses étudiants : lorsqu'ils adoptaient ces postures de winner deux minutes avant un moment stressant, leur niveau de testostérone (l'hormone de la domination) augmentait tandis que celui de cortisol baissait.
5. **On se fait un sniff d'aromathérapie** : l'huile essentielle de lavande officinale est souveraine pour lutter contre le stress tout en augmentant les capacités de concentration. Son secret ? Elle active les mêmes aires frontales que la méditation. Déposez-en deux gouttes sur vos poignets et respirez une grande bouffée. Si la lavande vous rappelle trop l'armoire de tante Léonie, testez l'huile essentielle de camomille romaine ou celle de marjolaine, également calmantes.

Avant de prendre la parole, choisissez plutôt celle de laurier noble, elle donne confiance en soi.

6. **On appelle les plantes à la rescousse** : en cas de stress qui s'installe, misez sur le duo griffonia et rhodiola, deux plantes adaptogènes (elles augmentent la résistance de l'organisme face aux divers stress). La rhodiola, ou ginseng de Sibérie, aiderait à stimuler les fonctions cognitives en cas de stress et de fatigue. Le griffonia, originaire d'Afrique, contient quant à lui du 5-HTP (5-hydroxytryptophane), un acide aminé précurseur de la sérotonine, le neurotransmetteur du bien-être. Demandez conseil à votre pharmacien pour la posologie.
7. **On se tape un bon fou rire** : quand on rit, c'est le système parasympathique qui prend les rênes. La fréquence cardiaque s'abaisse, on respire à poumons déployés, les muscles sont détendus. On libère également des endorphines et de la sérotonine, qui vont venir contrer les excès d'adrénaline et de cortisol. Pour parer à toute situation de crise, créez-vous une playlist de vidéos amusantes, par exemple en tapant « lolcat » dans la barre de votre moteur de recherche préféré.

Méditer : pas qu'un phénomène de mode !

L'idée de fermer les yeux et de rester une dizaine de minutes sans rien faire suffit à vous agacer ? On peut comprendre... Pourtant, si l'on parle tant de la méditation ces dernières années, c'est parce que la pratique est efficace, les études scientifiques ne cessent de le montrer. En tout cas, elle est assez intéressante pour que le monde du travail s'y intéresse. À l'instar des géants Google et Apple, de plus en plus d'entreprises voient dans la méditation un outil de bien-être au travail... mais aussi un levier de performance individuelle. Cela ne plaît évidemment pas à certains puristes, qui déplorent que la méditation soit alors utilisée comme une sorte de patch antistress, dédouanant les entreprises de s'attaquer aux racines profondes du stress. Je n'entrerai pas dans le débat, surtout parce qu'il serait dommage de se priver des bienfaits, réels, de la méditation !

Mais méditer, qu'est-ce que c'est précisément ?

Commençons par ce que ce n'est pas...

- **Méditer, ce n'est pas vivre comme un moine** : certes, la méditation a toujours été au cœur de la tradition bouddhiste, mais la pleine conscience, technique de méditation la plus pratiquée aujourd'hui, est une pratique laïque, 100 % compatible avec la vie en société.

- **Méditer, ce n'est pas une technique de relaxation** : déjà, la méditation n'est pas une technique, mais une manière d'être ; ensuite, si la relaxation est un effet secondaire (évidemment bienvenu) de la méditation, ce n'est pas son but premier.
- **Méditer, ce n'est pas ne penser à rien** : ne penser à rien est tout simplement impossible, puisque notre cerveau pense tout le temps. L'objectif de la méditation est de ne pas s'accrocher à ces pensées, de ne pas les laisser alimenter cette roue du mental qui ne demande qu'à tourner. Pour cela, on va utiliser certains points d'ancrage, le plus simple étant le souffle. Ce peut aussi être une image mentale, des sensations corporelles, un mantra.
- **Méditer, ce n'est pas taire ses émotions** : là aussi, c'est impossible, les émotions sont là pour nous dire des choses. Il ne s'agit donc pas de ne plus avoir d'émotions, mais de ne plus agir sous le coup de celles-ci. Nuance !
- **Méditer, ce n'est pas rester immobile** : la méditation statique est la plus courante, mais on peut méditer en marchant, en courant, en épluchant ses légumes, en peignant, dès lors qu'on est à 100 % à ce qu'on fait.

Au final, qu'est-ce que méditer ? On reprendra ici la définition de Jon Kabat-Zinn, le père de la méditation de pleine conscience : « La pleine conscience est la qualité de conscience qui émerge lorsqu'on tourne intentionnellement son esprit vers le moment présent. C'est l'attention portée à l'expérience vécue et éprouvée, sans filtre (on accepte ce qui vient), sans jugement (on ne décide pas si c'est bien ou mal, désirable ou non), sans attente (on ne cherche pas quelque chose de précis). » À méditer...

Les quatre bienfaits de la méditation au travail

On ne devrait pas se lancer dans la méditation dans une optique de performance, puisque l'absence de recherche de résultat est l'un des principes de la pratique. Pourtant, force est de constater que la méditation apporte de réels bénéfices, notamment dans le monde du travail. En voici quatre...

Moins de stress

Avec la méditation, on prend conscience que nos pensées ne sont que ce qu'elles sont, c'est-à-dire le fruit de notre mental, et non la réalité. On apprend ainsi à ne plus les laisser alimenter la machine du stress. Mais les bienfaits vont bien au-delà, puisqu'une pratique régulière de la méditation induit des changements antistress dans la structure même du cerveau. Des IRM ont montré, chez des personnes qui la pratiquent régulièrement, un développement plus important de l'hippocampe, zone du cerveau qui joue un rôle dans l'adaptation à l'environnement, et a contrario un rétrécissement de l'amygdale, qui gère les émotions (peur et anxiété en particulier). La méditation permettrait également d'inactiver près de 2 000 gènes impliqués dans les mécanismes du stress.

Davantage de discernement

Pour parler de la méditation, on utilise souvent cette image : ne plus être en pilote automatique. On se détache d'habitudes de pensée machinales, de conditionnements. On ne répond plus automatiquement à une situation, on y répond consciemment. Dans le monde du travail, c'est une qualité bien utile, qui va vous aider à ne plus réagir au quart de tour face à une critique de votre boss, à rester objectif, à être moins affecté par certaines situations.

Plus de concentration et de créativité

Lorsqu'il est accaparé par des pensées qui tournent sans fin, tel le hamster dans sa roue, notre cerveau a moins de ressources pour se concentrer, réfléchir, créer. Les personnes qui pratiquent régulièrement la méditation seraient capables de rester concentrées plus longtemps sur le même objet. De plus, leur pensée divergente (proposer le plus grand nombre possible de solutions à un problème, contrairement à la pensée convergente) serait davantage sollicitée.

Une intelligence émotionnelle développée

Empathie, bienveillance envers les autres et envers soi-même, faculté d'écoute, non-jugement : en musclant la capacité d'attention au moment présent, la méditation permet de développer ces différentes composantes de l'intelligence émotionnelle (pour en savoir plus sur cette intelligence, rendez-vous dans quelques pages...). Par exemple, une étude[6] a montré qu'une pratique régulière de la méditation entraînait des modifications au niveau du cortex insulaire, une zone du cerveau notamment impliquée dans l'empathie.

En pratique, comment on fait ?

Premier point : il n'est pas nécessaire de méditer sur son lieu de travail pour bénéficier des bienfaits de la méditation au travail. Vous pouvez méditer le matin, le soir, dans les transports, idéalement tous les jours, 5 minutes pour commencer, puis 10 minutes, 20 minutes, voire plus. Au début, vous pouvez utiliser une application ou un livre audio, mais ce n'est pas obligatoire. En fait, la méditation, c'est assez simple... mais compliqué en même temps à cause de notre mental fou.

MODE D'EMPLOI...

- Installez-vous dans un endroit calme, dans une position confortable mais « digne », c'est-à-dire le dos droit mais non rigide, les épaules détendues.
- Fermez les yeux... ou non. C'est comme vous préférez.
- Concentrez-vous sur votre souffle, sur l'inspiration et sur l'expiration, au niveau du nez, de la gorge ou du ventre, là où vous la ressentez le mieux.
- Lorsqu'une pensée vient à votre esprit, observez-la sans la juger — sans vous juger — et laissez-la passer en retournant à votre souffle, votre point d'ancrage.
- Faites-le autant de fois que nécessaire : c'est ce va-et-vient qui va muscler votre capacité à être pleinement attentif au moment présent.

LA BONNE IDÉE

Chade-Meng Tan, ingénieur chez Google, s'est entouré de scientifiques et de spécialistes de la pleine conscience afin de créer Search Inside Yourself (SIY, Connectez-vous à vous-même), un programme basé sur la pleine conscience, l'intelligence émotionnelle et les neurosciences, adapté au monde professionnel. Après avoir connu un grand succès dans la Silicon Valley, le programme est proposé en France depuis 2015.

HALTE À LA SURCHAUFFE MENTALE

Entre l'impression de toujours en manquer et la sensation de sans cesse devoir courir après, le temps est l'une des grandes sources de stress au travail. En faisant circuler l'information à l'instant *t* — ce qui nous oblige, incidemment, à y répondre sur-le-champ —, les nouvelles technologies sont venues accélérer le tempo tout en multipliant nos sources de distraction. À ce régime, pas étonnant que le cerveau entre en surchauffe et que le stress s'installe. Voici quelques conseils et outils pour éviter le court-circuit... ou l'implosion.

AUTOTEST VICTIME DE SURCHAUFFE MENTALE ? JE REPÈRE LES SIGNES D'ALERTE.

- ☐ J'ai tous les jours une to-do list d'une dizaine d'items.
- ☐ Chaque jour, j'ajoute des choses à faire à ma to-do list, et je raye au fur et à mesure.
- ☐ Je laisse les notifications actives pour ma boîte mail, pour les plates-formes et pour les logiciels que j'utilise.
- ☐ Dès qu'un mail arrive, je le consulte.
- ☐ Je me sens obligé(e) de répondre à mes mails rapidement, qu'ils soient urgents ou non.
- ☐ Au cours de la journée, je consulte régulièrement les réseaux sociaux à titre perso.
- ☐ Quand je suis sur une tâche, il m'arrive de passer à une autre sans l'avoir finie.
- ☐ Il m'arrive souvent de perdre le fil de ma réflexion.
- ☐ Je ne fais pas de pauses au cours de la journée.

Faites la chasse aux perturbateurs attentionnels

Mails, appels, notifications... : le volume d'informations à traiter a explosé ces dernières décennies, bien trop vite pour que notre cerveau d'*Homo sapiens* ait pu s'y adapter. Constamment sursollicité, il peut difficilement faire face. Manque de concentration et stress sont alors au rendez-vous. Quelques clés pour limiter la surchauffe mentale.

- Planifiez votre journée : vous trouverez un peu plus loin les clés d'une to-do list efficace.

- Concentrez-vous sur une tâche… et une seule à la fois.
- Fixez-vous un objectif général, et penchez-vous sur les détails dans un second temps. Cela vous évitera de vous sentir noyé et de baisser les bras devant l'ampleur de la tâche.
- Quand le smartphone est à portée de main, il est toujours tentant d'aller faire un petit tour sur les réseaux sociaux, a fortiori en télétravail… La parade ? Avant de consulter votre smartphone, posez-vous la question : est-ce par réflexe ou est-ce vraiment nécessaire ? À la maison, mettez-le dans une autre pièce, ou du moins loin des yeux… et donc du cœur. Vous entendrez toujours la sonnerie si vous avez un appel pro.
- Dégagez-vous des plages de travail particulières pour les tâches nécessitant concentration et réflexion. Faites alors en sorte de ne pas être interrompu : désactivez les notifications de votre boîte mail et des autres outils. Si vous êtes partiellement en télétravail, regroupez ces tâches sur vos journées de travail à la maison… à condition que les lieux soient propices à la concentration.
- Faites des pauses. Selon la loi d'Illich, également connue sous le nom de « loi des rendements décroissants », l'efficacité humaine décroît, voire devient négative, au-delà d'un certain seuil. Lorsque vous sentez votre concentration baisser, accordez-vous un petit break. Repousser une pause nécessaire ne fera que diminuer l'efficacité du temps qui la précède.
- Récompensez-vous avec des moments de détente — un chapitre de votre livre, un sudoku, un coloriage zen, un jeu en ligne, un petit quart d'heure sur les réseaux sociaux — après avoir terminé la tâche que vous vous étiez fixée (pas avant !). Offrez-vous ces quelques minutes de plaisir (non coupable), vous n'en serez que plus efficace.
- Autorisez-vous des petits moments de vagabondage mental, les yeux dans le vide, en particulier quand vous peinez à trouver une solution ou une nouvelle idée. Si vous êtes en télétravail, faites le tour du pâté de maisons ou allez regarder le ciel dans votre jardin. Il ne s'agit pas de temps perdu (il faut sortir de cette logique temporelle !), mais de moments de ressource indispensables pour le cerveau.
- Acceptez de ne pas pouvoir traiter toutes les informations auxquelles vous avez accès grâce aux outils numériques et pratiquez la *low information diet*. Se tenir au courant de l'actualité, c'est bien, mais cela peut vite devenir chronophage (et anxiogène…).
- Multipliez les lieux (chambre à coucher, toilettes, salle de bains…) et les moments « sacrés » sans téléphone (repas, temps en famille…).

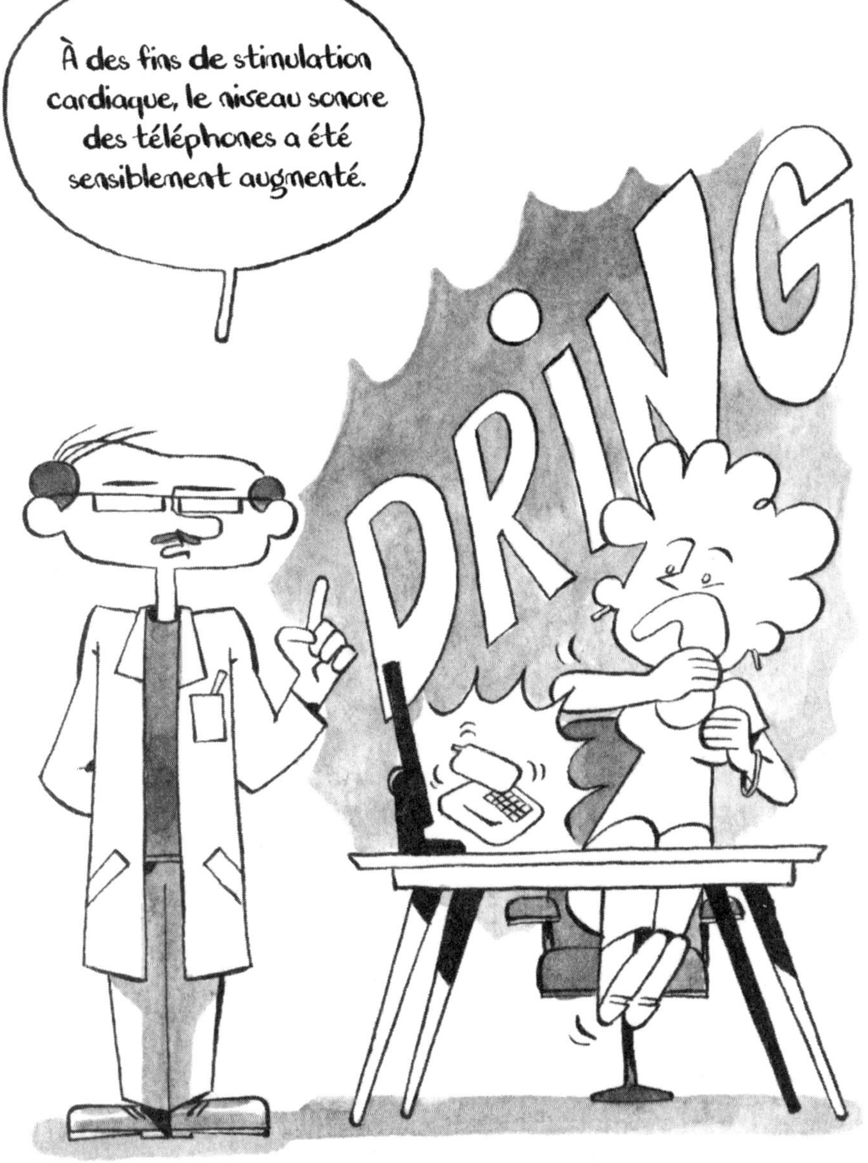
À des fins de stimulation cardiaque, le niveau sonore des téléphones a été sensiblement augmenté.
DRING

LE DÉCRYPTAGE DE L'EXPERTE

Caroline Cuny

docteure en psychologie cognitive et professeure à Grenoble École de management, coauteure d'un guide des bonnes pratiques pour lutter contre la sursollicitation numérique

« Notre cerveau n'est pas multitâche, c'est un leurre ! »

Notre cerveau est-il multitâche ?
Caroline Cuny : Notre cerveau est certes capable de se modifier grâce à la neuroplasticité, mais pas encore assez pour être multitâche. Les études montrent que seules 2,5 % des personnes sont des *multitaskers*. Les autres, c'est-à-dire la grande majorité des gens, sont incapables de faire plusieurs tâches à la fois, sauf s'il s'agit de tâches automatiques qui ne mobilisent pas de ressources mentales. À défaut, on va donc switcher rapidement d'une tâche à l'autre, or cela nécessite chaque fois de désengager notre attention d'une tâche pour la réengager sur une autre, puis de la réengager à nouveau lorsqu'on retourne à sa tâche en cours. Durant ce processus, il y a une perte de l'information, ce qui accroît le risque d'erreur et nuit à la productivité. On a l'illusion de gagner du temps en switchant ainsi, mais en réalité on en perd ! Cela nous rend distraits, dispersés, stressés.

Les outils numériques ont-ils leur part de responsabilité ?
C.C. : Les mails, les notifications de logiciel, les messages intranet, les SMS, etc., nous exposent en continu à une masse importante d'informations, or notre réservoir de ressources mentales est limité. Au-delà d'un certain seuil, notre cerveau ne peut plus traiter les informations, ni nos émotions, qui mobilisent elles aussi des ressources. On vit dans l'illusion de tout pouvoir traiter, mais en réalité un tas d'informations échappent au prisme de notre attention. Notre jauge d'émotions arrive elle aussi à saturation, le risque étant de devenir déconnecté de soi, d'agir comme un robot et de rester sourd aux signaux d'alerte : fatigue, irritabilité, etc. Cela peut mener au burn-out. Les outils numériques entraînent également une accélération du temps, exacerbant le décalage entre la vitesse de circulation de l'information et le délai nécessaire à la réalisation de son contenu. Tout arrive très rapidement et est mis sur le même plan. Censés être là pour nous faciliter la vie, les outils numériques sont au final source de fatigue mentale, de stress et d'émotions variées : culpabilité de ne pas pouvoir répondre à tout le monde, peur de rater une information importante, etc.

Être efficace tout au long de la journée, est-ce possible ?
C.C. : On peut rester concentré longtemps, à condition d'être suffisamment motivé. Mais si la tâche est complexe, cela fatigue, on ne sera donc pas au maximum de ses capacités, en particulier si on est déjà en dette de sommeil. Il est donc important de faire régulièrement des pauses, tant pour son bien-être que pour ses performances au travail. De plus, le cerveau a besoin de s'échapper de temps en temps. Ce vagabondage mental, appelé « mode par défaut », permet de régénérer ses ressources, de mémoriser les informations, d'organiser ses connaissances, de trouver des idées créatives et de résoudre des problèmes complexes, mais aussi de réguler ses émotions.

La boîte mail : la boîte de Pandore !

En France, selon une étude internationale, 66 % du temps de travail serait perdu à effectuer des tâches non qualifiées[7]. La gestion des mails arrive en tête de ces tâches chronophages. Apprendre à traiter sa boîte de réception est un « levier de productivité heureuse » et, sinon de bien-être, au moins de mieux-être au travail.

Quelques conseils piqués à Caroline Cuny…

- Comptez le nombre de mails que vous envoyez — plus on en envoie, plus on en reçoit —, et demandez-vous s'ils sont tous pertinents.
- Fixez-vous des créneaux pour consulter vos mails. Vous pouvez également modifier les paramètres de votre boîte aux lettres pour ne relever votre courrier que toutes les 15 minutes, par exemple.
- Pour chacun de vos mails, indiquez un objet clair.
- Apprenez à différencier le non-urgent, l'urgent et l'hyper-urgent, et adaptez votre délai de réponse en conséquence. PS : ce qui vient de votre boss n'est pas forcément hyper-urgent.
- Avec vos collègues et votre hiérarchie, mettez clairement en place un processus « urgence » (par exemple, indiquez « urgent » dans l'objet du mail)… pour les vraies urgences uniquement. Dans ce cas, précisez noir sur blanc la deadline (tout n'est pas à faire ASAP…).
- Temporisez vos réponses, surtout s'il s'agit d'échanges un peu tendus. En répondant immédiatement, vous risquez d'être dans l'émotion, et donc pas forcément objectif… ni très aimable.
- Utilisez différents canaux de communication selon le type d'interlocuteur : SMS pour la famille, messagerie interne avec les collègues, mail avec les clients, etc.
- Durant vos absences pour congés, maladie ou formation, programmez une réponse automatique indiquant votre date de retour et le collègue à contacter en cas d'urgence, et précisez si vous consultez les mails reçus durant votre absence. Si vous ne le faites pas, prévoyez une formule du type : « Je suis actuellement en congés jusqu'au…, aussi je vous invite à me renvoyer votre message, s'il est encore temps, à ce moment-là. »
- Classez les mails que vous voulez garder dans des dossiers thématiques. Les autres, direction la poubelle !
- Désinscrivez-vous des newsletters et listes de diffusion inutiles.
- Pour respecter votre droit à la déconnexion et celui des autres, évitez d'envoyer des mails en dehors des heures de bureau ou le week-end.
- Avec vos collègues proches, n'hésitez pas à mettre des smileys ou autres éléments permettant de comprendre l'état d'esprit dans

lequel vous avez rédigé votre mail. En direct, le contact humain et le non-verbal permettent de désamorcer certaines tensions, mais l'écrit est parfois brut de décoffrage…

- Enfin, gardez toujours à l'esprit que, derrière l'écran, il y a un être humain !

QUE DIT LA LOI ?

Instauré par la loi dite « loi travail » du 8 août 2016, le droit à la déconnexion est en vigueur depuis le 1er janvier 2017. En vertu de l'article L2242-17 du code du travail, en dehors de ses heures de travail, le salarié n'est pas tenu d'être en permanence joignable par son employeur. Bien sûr, cela s'applique également au télétravail. Les modalités de ce droit à la déconnexion sont déterminées au niveau de l'entreprise, par le biais d'un accord employeur-salariés, dans le cadre de la négociation annuelle sur la qualité de vie au travail. Dans le cadre du télétravail, ces accords peuvent prévoir des horaires de travail fixes et des dispositifs de mise en veille des serveurs informatiques en dehors des heures de travail. Il est cependant à noter qu'aucune sanction n'est prévue pour l'employeur qui n'a pas mis en œuvre des dispositions légales sur le droit à la déconnexion.

Une to-do list de winner

Des to-do lists ? Vous en faites, bien sûr, et le problème survient quand celle du moment s'allonge inexorablement. En effet, il y a to-do list et to-do list: il y a celle longue comme le bras que l'on remplit au fur et à mesure, qui est raturée et rayée de partout, et la liste intelligente qui identifie un nombre limité de tâches à réaliser. Deux méthodes se révèlent particulièrement efficaces pour établir une to-do list de winner.

La méthode Eisenhower : hiérarchiser les priorités

« Ce qui est important est rarement urgent et ce qui est urgent, rarement important », clamait Eisenhower. Ce serait d'après cette citation du président américain qu'aurait été créée la matrice Eisenhower, un outil d'analyse et de gestion du temps permettant de classer les tâches en fonction de deux paramètres clés : leur urgence et leur importance. En fonction de ces deux critères, on priorise, on planifie, on délègue… ou on zappe, purement et simplement.

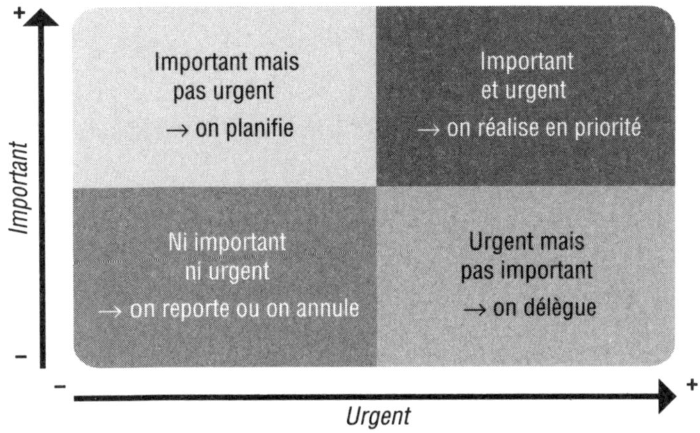

La méthode Ivy Lee : limiter les tâches

Une fois le travail de priorisation effectué, reste à s'occuper de « l'important et l'urgent ». Cette fois, on va piquer ses bons conseils à Ivy Lee, consultant en productivité des années 1920 (rappelez-vous vos cours d'histoire au lycée : le fordisme, le taylorisme, etc.). Mode d'emploi en cinq étapes.

1. À la fin de la journée, notez les six tâches (pas plus, et si possible moins… c'est mieux) les plus importantes que vous devrez accomplir le lendemain. En télétravail hybride, prenez en compte votre présence ou non au bureau, par exemple en réservant les tâches nécessitant davantage de concentration à une journée de télétravail.
2. Priorisez ces tâches en fonction de leur importance et non de leur facilité. Commencer par les tâches les plus difficiles (ou les moins agréables) va à l'encontre de notre nature, qui cherche à fuir et à repousser au maximum le désagréable (loi de Laborit), mais cela permet d'avoir l'esprit libéré ensuite.
3. Le lendemain matin, prenez votre to-do list et attelez-vous à la première tâche de la liste. Concentrez-vous uniquement sur celle-ci, et ne passez pas à une autre tant qu'elle n'est pas finie. Vous pouvez alors passer à la deuxième tâche, et ainsi de suite.
4. À la fin de la journée, créez une nouvelle liste pour le lendemain, en incluant les tâches non effectuées dans la journée.
5. Répétez ces étapes chaque jour.

Cette méthode met en place un cercle vertueux : avec une to-do list réaliste et réalisable, vous pourrez enfin en arriver à bout et avoir le sentiment du travail accompli. C'est toujours cette histoire de verre à moitié plein : valoriser les actions menées à bien pour ne pas focaliser sur toutes celles qu'il reste à accomplir. Rien que le fait de rayer la tâche ou de jeter le Post-it fait du bien !

Quatre lois à garder en tête pour ne plus être victime du temps

Quand vous faites vos to-do lists, gardez bien en tête ces grandes lois sur le temps pour éviter de vous retrouver la tête dans le guidon.

- **La loi de Carlson** : « Un travail réalisé en continu prend moins de temps et d'énergie que lorsqu'il est réalisé en plusieurs fois. » Autrement dit, les interruptions sont mauvaises pour la productivité. Moralité : évitez le multitasking et protégez-vous des perturbateurs attentionnels.
- **La deuxième loi de Murphy** : « Toute chose prend plus de temps qu'on ne l'avait prévu. » (Pour mémoire, voici la première loi de Murphy, plus connue sous le nom de loi de l'emmerdement maximal : « Tout ce qui peut mal tourner va mal tourner. »)
  Moralité : prévoyez toujours un peu de rab.
- **La loi de Parkinson** : « Tout travail tend à se dilater pour remplir tout le temps disponible. » Pour le dire simplement, plus vous avez de temps pour réaliser une tâche, plus vous mettrez de temps à la réaliser.
  Moralité : arrêtez de procrastiner.
- **La loi de l'imprévu** (invention personnelle !) : « La vie est faite d'imprévus. » Un appel à passer en urgence, un dossier à revoir, une visio qui s'intercale… il y aura forcément un petit grain de sable qui s'immiscera dans votre planning.
  Moralité : prévoyez toujours des plages vides pour absorber les urgences et les imprévus.

La méthode Pomodoro : zéro distraction, zéro procrastination

Du mal à rester concentré, difficile de résister aux sollicitations extérieures ? La méthode Pomodoro pourrait bien vous sauver la mise (entre nous, pour la rédaction de ce livre, elle a bien servi !). Mise au point durant les années 1980 par l'Italien Francesco Cirillo, elle table sur des plages de concentration et de productivité de 25 minutes au maximum. Mode d'emploi…

- Après avoir défini vos tâches de la journée, découpez-les en sessions de 25 minutes.

- Isolez-vous de toutes sources de distraction, désactivez les notifications de vos mails, gardez votre smartphone hors de vue.
- Réglez votre minuteur (celui de votre smartphone ou d'une appli dédiée) sur 25 minutes, puis traitez votre tâche, et uniquement elle. Si une idée vous vient à l'esprit, notez-la sur un Post-it, mais n'allez pas ouvrir un nouvel onglet sur votre navigateur, ne passez pas de coup de fil et ne rédigez pas de mail.
- Après cette première session de 25 minutes, octroyez-vous une pause de 5 minutes (inspirez-vous des pauses actives proposées page 44).
- Recommencez pour trois sessions de 25 minutes, entrecoupées de pauses de 5 minutes.
- Au bout de quatre sessions, accordez-vous une pause de 20 à 30 minutes.

Mais au fait, pourquoi Pomodoro ? Rien de scientifique là-dedans, il s'agit juste d'un concours de circonstances. En italien, *pomodoro* signifie « tomate », or notre cher Francesco utilisait un minuteur en forme de tomate. Il n'y aurait pas eu le même chez vos parents ?

Combattre la réunionite

Avec les mails, les réunions constituent cet autre vortex professionnel, ce gouffre dans lequel nous perdons du temps, beaucoup de temps, d'autant qu'elles se sont multipliées comme des petits pains avec le télétravail ! Quelques conseils pour s'en sortir (un peu)...

- Pas de réunion (en présentiel ou en visio) sans ordre du jour clairement rédigé. S'il n'y a rien à mettre dedans, la réunion n'est peut-être pas indispensable...
- On ne convie que les personnes concernées par le sujet à l'ordre du jour. Pas besoin de figurants !
- Pas de RDI (réunion à durée indéterminée) : une réunion doit avoir une durée fixée d'avance, de 2 heures au maximum.
- Prévoir les réunions le matin, lorsque l'attention est la meilleure.
- Le matin, envoyer un rappel de la réunion pour éviter les retards, qui se répercuteraient sur la journée de chacun des participants.
- En fin de réunion, prévoir un petit moment de feed-back.
- Rédiger un compte rendu simple et direct, et l'envoyer à chaque participant.

UN ESPACE DE TRAVAIL ZEN

Certes, ce ne sont pas ces petits détails qui vont effacer d'un coup de baguette magique toutes vos sources de stress au travail, mais ils peuvent, tel du baume au cœur, amener un peu de douceur dans ce monde de brutes. Vous savez, comme un rouge à lèvres qui donne immédiatement bonne mine ou comme la cravate fétiche qui met de bonne humeur.

Faites entrer la nature

Un cactus sur le bureau pour absorber les ondes électromagnétiques ? Il s'agirait d'une légende urbaine plutôt que d'une vérité scientifique. Qu'à cela ne tienne, les plantes cachent bien d'autres atouts sous leur feuillage. Déjà, elles sont agréables à regarder et apportent de la gaieté dans l'open space. Parce qu'elle « transpire » et dégage de la vapeur d'eau, la plante augmente aussi le niveau d'humidité, un effet bienvenu dans les bureaux où, climatisation et chauffage obligent, l'air est souvent sec. Un bon point de plus. Autre raison pour laquelle les plantes sont nos meilleures collègues : elles contribuent à abaisser sensiblement notre niveau de stress[8], et pourraient même booster productivité et créativité. Selon la biophilie, un concept élaboré dans les années 1980 par le psychanalyste Erich Fromm, l'homme aurait une faculté innée à chercher la connexion avec la nature, dans laquelle il puiserait un bien-être physique et mental. Ainsi, de plus en plus d'architectes adoptent ce concept de biophilie dans la création des espaces de travail en intégrant des éléments rappelant la nature via les cinq sens : des végétaux, des fontaines, des couleurs (vert, bleu, jaune), des matériaux naturels (bois, sisal), de la lumière naturelle, des images de nature, des textures, des formes et des motifs inspirés des végétaux, la diffusion d'odeurs naturelles (pin, citron). Convaincues des bienfaits apaisants et fédérateurs de la nature, certaines entreprises mettent même en place des jardins d'entreprise, sur le toit de leur bâtiment par exemple. On adhère !

Clean desk policy

« Plus on a de place dans son bureau, plus on étale ses affaires », selon la loi de Douglas. Le risque étant de ne plus s'y retrouver. De plus, les Post-it qui ornent le pourtour de l'écran d'ordinateur, le sous-main en papier griffonné d'une multitude d'infos, la pile de papiers « importants » sont des perturbateurs d'attention. En entrant dans le champ visuel, ces éléments créent un multitasking inconscient qui va venir perturber la concentration, comme l'a démontré une étude[9]. Pour faire place nette, on retiendra trois grands principes de Marie Kondo, la papesse du rangement *made in Japan*.

Le grand tri

Classez chaque document ou dossier dans l'une de ces trois piles : affaires en cours, documents à garder, documents que l'on souhaite garder. Pour cette dernière catégorie, posez-vous la question : dans quelles circonstances pourrais-je vraiment avoir besoin de ce document ? Si vous répondez aucune, poubelle !

Un classement intelligent

Prévoyez une chemise pour les « affaires en cours », une pour les documents « à conserver », une troisième pour les « notes et archives utiles ». Rangez le tout dans des boîtes à la verticale, dans l'idéal pas sur le bureau (qui, selon la spécialiste du rangement, doit être une zone de travail et non de stockage), mais dans une bibliothèque ou sur une étagère. En télétravail, on mise sur le numérique pour ne pas avoir à transporter son bureau chez soi, et bien sûr on crée sur le bureau de son ordi des dossiers pour chaque thématique, si possible dans un cloud afin de pouvoir y accéder de partout.

Chaque chose à sa place

C'est la base : prévoyez un emplacement pour chaque objet utile. Les autres, on s'en débarrasse, sauf s'ils vous procurent de la joie.

CHAOS ORGANISÉ

« Si la vue d'un bureau encombré évoque un esprit encombré, alors que penser de celle d'un bureau vide ? », disait Albert Einstein, connu pour travailler dans un véritable capharnaüm. Une autre théorie existe en effet, celle de la désorganisation. Selon le professeur de management Eric Abrahamson[10], le désordre apparent d'un bureau serait en fait une forme d'ordre très personnelle et, au final, très efficace. Parce qu'il ne perd pas de temps à ranger son bureau et qu'il retrouve facilement ses papiers, le salarié désordonné (en apparence), serait ainsi plus productif. Question de caractère, peut-être.

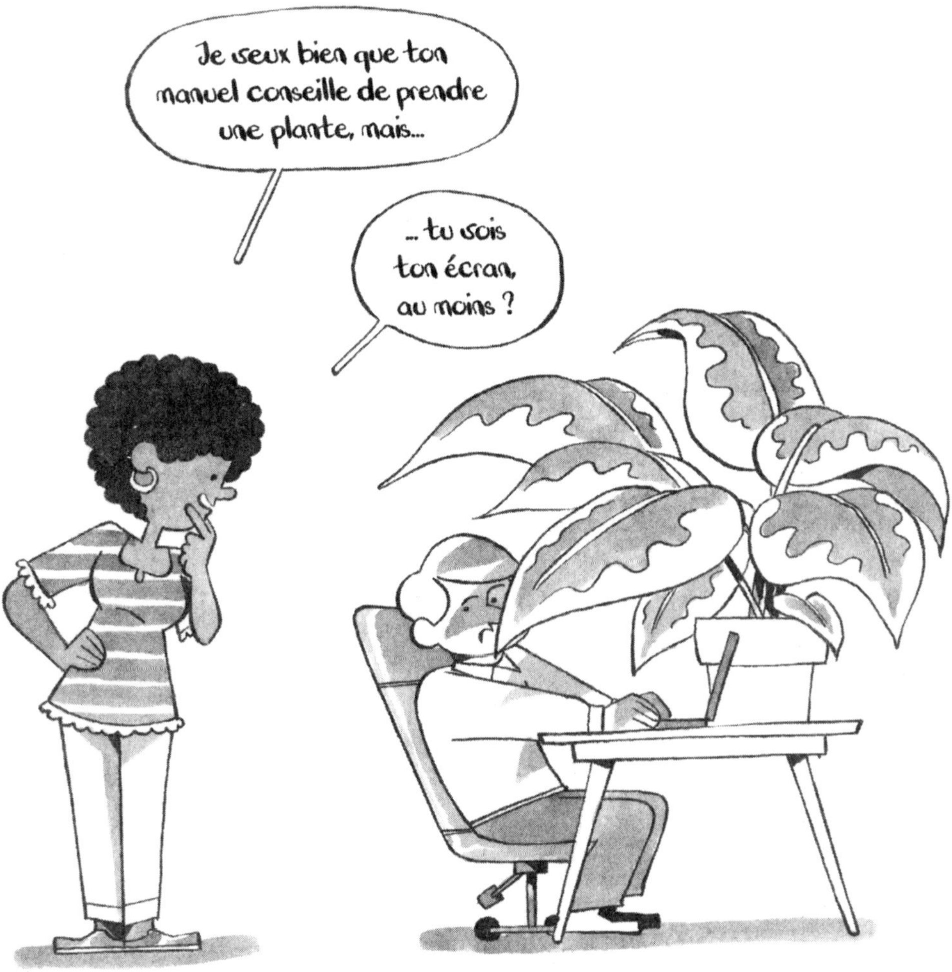
Je veux bien que ton manuel conseille de prendre une plante, mais...
... tu vois ton écran, au moins ?

Trois règles pour un bureau feng shui

Bien sûr, quand cet art ancestral chinois fut créé, il y a plus de 3 000 ans, les bureaux et les open spaces n'existaient pas. Reste que les grands principes du feng shui peuvent être appliqués au bureau avec ces quelques conseils…

- Évitez d'avoir du vide derrière votre chaise ou, pire, un lieu de passage. Pour être sécurisé, l'idéal est d'avoir un mur derrière soi. S'il s'agit d'une paroi en verre, et si votre direction vous l'autorise, mettez un poster derrière votre dos, si possible d'arbre ou de forêt, c'est encore mieux pour l'enracinement et la sécurité.
- L'idéal est d'avoir une fenêtre ou une porte devant soi pour ouvrir l'horizon. Un mur va, au contraire, bloquer la circulation des énergies. S'il s'agit de la seule disposition possible, affichez un poster de paysage agréable.
- Côté couleur, le bleu ou le vert sont propices à l'apaisement, tandis que le jaune favorise la créativité et le mauve, la concentration.
- Essayez d'avoir un élément avec de l'eau (un vase, un poster d'océan, une minifontaine) dans votre bureau, c'est l'élément associé à la carrière, à l'abondance. Enfin, c'est ce que les ancêtres chinois disent ! Après, moi, j'aime bien les fontaines…

Opération antibruit

Devenu la norme dans un grand nombre d'entreprises, l'open space peut vite devenir un enfer (même si, avouez-le, ça vous manque un peu depuis que vous êtes en télétravail !). Le brouhaha incessant qui y règne provoque fatigue, stress, irritabilité et même perte de productivité. En cause notamment la difficulté à se concentrer, car notre oreille reste toujours plus ou moins aux aguets, avec une attention sélective, ce super-pouvoir qui fait se dresser vos oreilles dès que vous entendez votre nom prononcé au milieu du brouhaha. Les solutions contre ce fléau auditif ? Il y en a plusieurs. À l'échelle individuelle, vous pouvez opter pour des boules Quies ou, plus confortable mais un peu plus cher, un casque antibruit. Au cours de la journée, octroyez-vous des « pauses acoustiques » (c'est-à-dire sans bruit) de quelques minutes pour reposer votre système auditif. À l'échelle de l'entreprise, il est possible d'installer des cloisons antibruit entre les bureaux. À l'échelle collective enfin, à chacun d'observer ces quelques règles du bien-vivre en open space : faire attention au niveau de sa voix, mettre son téléphone en mode silencieux, s'isoler si possible pour ses appels, se rapprocher de ses collègues pour leur parler. La base…

Le flex office : on est sceptique

Pas de poste de travail attitré, chacun s'installe où il le désire (si tant est que la place désirée ne soit pas occupée) : c'est le principe du *flex office* (littéralement, « bureau flexible »), encore nommé *desk-sharing,* bureau dynamique, bureau lib, *free seating* ou *ownerless desk* (des mots cool pour une réalité qui l'est moins)… Selon une étude de l'observatoire Actineo et Sociovision, 24 % des salariés étaient concernés par cette nouvelle modalité de travail en 2019. Avec l'essor du télétravail et la valse des salariés entre maison et présentiel selon les jours, il y a fort à parier que ces chiffres vont augmenter dans les années à venir. Il faut dire que cela permet aux entreprises de faire de sacrées économies sur le budget immobilier. Le salarié en paie le prix, lui, avec du stress en plus ! À la longue, cette « précarisation » du bureau génère des tensions et crée un sentiment d'insécurité dont on se passerait bien. On arrive plus tôt pour être sûr d'avoir une bonne place, on est de mauvaise humeur si on a le bureau près des toilettes, on réserve une place pour son collègue préféré, quitte à créer des petites guéguerres de territoire, on perd du temps à s'installer et à tout ranger le soir, on ne peut pas personnaliser son bureau pour se remonter le moral, etc. Le flex office pose aussi le problème de l'ergonomie du poste de travail : par exemple, comment avoir un siège bien adapté si on en change tous les jours ? Au-delà, le salarié peut aussi se sentir comme un simple numéro dans l'entreprise. Il n'y a plus « sa » place, une place qui lui a été attitrée… mais simplement « une » place. Pas top pour la reconnaissance. Bref, le flex office : carton rouge !

TRAVAILLER SUR SOI

Le stress au travail, ce n'est pas que dans la tête, ni une simple affaire personnelle ou une question de personnalité. Les conditions de travail, on l'a vu, ont aussi leur part de responsabilité. Dans la mesure où le mécanisme du stress fait intervenir une évaluation de la situation et les ressources dont on dispose pour y faire face, il y a cependant toujours une petite part d'interprétation individuelle. C'est une chance, car c'est une marge de manœuvre, un espace où l'on peut agir, modifier certaines choses. Encore faut-il prendre conscience de ce prisme du mental !

Nous voyons la vie avec des lunettes déformantes

« Ce qui tourmente les hommes, ce n'est pas la réalité, mais les opinions qu'ils s'en font », écrivait Épictète. La réalité passe en effet toujours par le filtre de notre pensée. C'est la force de l'être humain... mais aussi sa faiblesse ! En fonction de notre histoire familiale, de notre éducation, de nos valeurs, de nos expériences de vie passées, de notre estime de nous et de bien d'autres facteurs encore — les médias, la religion, etc. —, nous interprétons la réalité à travers nos « lunettes mentales ». Celles-ci déforment, gonflent, minimisent, simplifient, gomment certains aspects de la réalité. Le pire, c'est que nous y croyons dur comme fer, or notre façon de voir une situation change radicalement la façon dont nous allons vivre cette situation. Parfois, nos pensées nous enferment, nous torturent et peuvent générer souffrance et stress au travail. Vous vous en doutez, les psychologues se sont penchés de près sur la question et ont identifié un certain nombre de ces « distorsions mentales ». Voici les plus courantes.

Distorsion mentale	En quoi ça consiste	Exemple au travail
Raisonnement dichotomique	C'est le « tout ou rien » : on interprète sans aucune nuance. Si le résultat n'est pas exactement comme on veut, c'est un échec. Un raisonnement particulièrement vrai chez les perfectionnistes...	Si je n'ai pas eu cette promotion, c'est parce que je suis nul(le).

Distorsion mentale	En quoi ça consiste	Exemple au travail
Disqualification du positif	On transforme du neutre ou du positif en négatif.	Mon boss a complimenté mon travail, mais c'était juste pour me faire plaisir, il ne le pensait pas vraiment.
Dramatisation	On imagine toujours le pire.	Si je n'envoie pas ce dossier en temps et en heure, on va perdre le contrat.
Raisonnement émotif	On considère ce que l'on ressent comme une preuve de la réalité de la situation.	Si je suis inquiet quant à mon avenir dans cette boîte, c'est que la situation est inquiétante.
Abstraction sélective	On ne retient qu'un détail d'une situation ou d'un événement, et on l'interprète hors de son contexte.	Mon boss m'a dit que mon dossier était bien ficelé, mais il a relevé quelques points à améliorer. J'en conclus que mon dossier est nul.
Étiquetage	On assigne une étiquette à quelqu'un, ou à soi-même.	Mon chef est un pervers narcissique.
Surgénéralisation	À partir d'un événement ou d'une situation, on généralise.	Mon boss a confié ce projet à cette collègue. Maintenant, elle va récupérer tous les projets.
Fausses obligations	On se crée des obligations, des règles de fonctionnement, et on en crée aussi aux autres.	Je dois absolument finir de traiter ce tas de factures avant ce soir.

PETIT EXO

À la lumière de cette grille de lecture, essayez d'apporter un éclairage différent sur certaines situations qui vous font souffrir au travail. Identifier ces distorsions mentales est un premier pas, le second pas étant de s'en débarrasser, ce qui n'est évidemment pas simple. Les déconstruire une à une, « reprogrammer » son cerveau avec des pensées plus adaptées, c'est notamment le but des thérapies cognitivo-comportementales. La méditation aide aussi, en travaillant sa capacité à être dans l'instant présent, à se détacher de ces pensées déformées.

Adopter la psychologie positive

Selon le manifeste rédigé à sa naissance en 1998, la psychologie positive est « l'étude scientifique des forces et des qualités qui permettent aux individus et aux communautés de s'épanouir ». C'est donc cultiver, au quotidien, les émotions positives — la joie, la gratitude, l'enthousiasme, etc. — pour vivre mieux. En quelque sorte, c'est remplacer nos lunettes déformantes par un filtre positif. Et ça marche ! Vingt ans après la création de cette approche, les neurosciences lui ont apporté une caution scientifique. Grâce à la plasticité cérébrale, c'est-à-dire la capacité de notre cerveau à se modifier en fonction de nos pensées, de nos habitudes, de nos activités, nous pouvons réellement changer notre manière d'être et de voir les choses. Plus on tourne nos pensées vers une direction, plus on muscle la capacité de son cerveau à produire ce genre de pensées.

VOTRE EXO

Chaque soir durant 21 jours (soit le temps qu'il faut à une habitude pour s'installer), notez trois choses positives de votre journée au travail.

Le piège du perfectionnisme

« Le mieux est l'ennemi du bien », « Mieux vaut fait que parfait »... Bref, vous avez saisi le message : se contenter de faire suffisamment bien plutôt que viser sans cesse la perfection a parfois du bon. Chronophage, coûteuse en énergie physique et mentale, souvent mal récompensée, la quête du travail parfait est une machine à stress. Ce perfectionnisme nous met aussi constamment sous le feu de l'autocritique : puisqu'on vise la perfection et que la perfection n'existe pas, on n'est jamais content de soi. À long terme, cette pente dangereuse peut entraîner une grande souffrance psychologique, et même mener au burn-out. Bien sûr, il ne s'agit pas de rendre un dossier bâclé, simplement de produire un travail « suffisamment bon ». La tâche peut être difficile, on vous l'accorde, car derrière la « perfectionnite aiguë » se cachent en général d'autres distorsions mentales, comme la dramatisation, le raisonnement dichotomique, les fausses obligations ou la disqualification du positif.

VOTRE EXO

Il peut être judicieux de se poser cette question : pourquoi est-ce que je vise la perfection ?

- Est-ce par peur de donner une mauvaise image de moi ?
  « On va penser que je suis nul(le) si je ne rends pas un travail parfait, car j'associe la qualité de mon travail à ma valeur en tant que personne. »
- Ai-je le sentiment de devoir prouver que je mérite d'être là ?
  C'est ce fameux syndrome de l'imposteur, qui pousse à toujours faire plus pour justifier son poste.
- Est-ce par peur de ce que pourrait entraîner un travail qui serait « suffisamment bon », pas plus ?
  « On va me virer, me mettre au placard, me refuser ma promotion. »
- Est-ce à cause de ma tendance à me comparer aux autres ?
  « Je dois faire une présentation parfaite pour être meilleur(e) que mon collègue. »
- Est-ce par peur de suivre une pente dangereuse ?
  « Que va-t-il se passer si je m'habitue à faire un travail suffisamment bien ? »

Trois clés pour doser ses efforts

Nos ressources en temps et en énergie n'étant (malheureusement) pas inépuisables, la quête du « parfait partout » est vouée à l'échec, et surtout génératrice de stress. Pour utiliser efficacement et à bon escient ses ressources, il s'agit de doser ses efforts en adoptant quelques réflexes.

- **Vérifier les attentes de la hiérarchie ou du client.** « Ce client veut-il un devis très détaillé ou juste une fourchette de prix ? », « Mon chef exige-t-il une note rédigée rapidement ou un travail qui va dans les moindres détails ? »... Mieux vaut le savoir avant de foncer tête baissée sans ménager ses efforts.
- **Calculer le retour sur investissement.** Certaines tâches exigent davantage d'investissement que d'autres, selon les enjeux économiques, stratégiques, professionnels, etc. Il s'agit donc de jauger la qualité nécessaire du travail à accomplir et d'ajuster les efforts et le temps en conséquence.
- **Mettre le paquet quand il le faut,** lorsque le jeu en vaut la chandelle (un contrat à quatre zéros, un entretien annuel imminent, etc.), cela vaut effectivement la peine de viser, ou du moins d'approcher, la perfection.

L'ÉPREUVE DE RÉALITÉ : ÇA PASSE OU ÇA CASSE !

L'épreuve de réalité ? Ce n'est pas une nouvelle épreuve de *Top Chef*, mais un outil phare des thérapies cognitivo-comportementales.

- **Le principe :** faire une chose qui vous semble impensable, comme ne pas consulter vos mails pro le week-end, rendre un dossier « suffisamment bon », prendre une vraie pause déjeuner d'une heure, dire non à votre boss...

• **L'objectif :** en confrontant les résultats de cette action à vos craintes, vous constaterez que certaines choses sont loin d'être aussi graves que vous ne le pensez ! Nous sommes souvent nos propres bourreaux !

Identifier ses points forts... et les cultiver

Une mauvaise estime de soi est une porte grande ouverte à la souffrance au travail, une vulnérabilité dont la hiérarchie ou les collègues peuvent profiter. En quête incessante de la validation d'autrui, on met la barre beaucoup trop haute, on s'épuise. Malheureusement, l'estime de soi ne s'achète pas sur internet ! L'acquérir, ou la regonfler, est un long cheminement, parfois celui de toute une vie. Et comme il faut bien commencer quelque part, une première étape peut être l'identification de ses points forts. En s'appuyant sur l'histoire de l'humanité et en compilant des centaines de textes fondateurs — des écrits d'Aristote au Coran et à Lao-tseu, en passant par le manuel des boy-scouts ! —, Martin Seligman (le père de la psychologie positive) et une équipe de chercheurs ont identifié vingt-quatre « forces de caractère », ou « valeurs en action ». Nous possédons tous des forces qui nous sont propres et qui s'expriment à des degrés différents, mais que nous ignorons ou minimisons à cause de nos lunettes déformantes, et de cette tendance humaine à voir le négatif davantage que le positif.

VOTRE EXO

Posez-vous quelques minutes et essayez d'identifier vos forces dans le tableau ci-dessous en les surlignant. N'hésitez pas à demander à votre entourage son avis. Au quotidien, quand le moral flanche ou quand la motivation est en berne, ressortez cette liste. Pour aller plus loin, il existe un test en ligne[11] (en anglais).

Les 24 forces de caractère					
Courage	**Sagesse et connaissances**	**Humanité**	**Transcendance**	**Tempérance**	**Justice**
Bravoure Persévérance Authenticité Vitalité	Créativité Curiosité Ouverture d'esprit Amour de l'apprentissage Sagesse	Amour Gentillesse Intelligence sociale	Appréciation de la beauté et de l'excellence Gratitude Optimisme Humour Spiritualité	Pardon Modestie Prudence Maîtrise de soi	Travail en groupe Sens de l'équité Leadership

Arrêter d'être control freak

Anticiper, organiser, baliser au maximum : ce besoin de contrôle rassure, certes, mais il est aussi générateur de stress et voué à l'échec, car si certaines choses sont de votre ressort, les autres ne le sont pas. Un exemple au hasard ? Vous ne pouvez pas contrôler les autres, pas plus que vous ne pouvez les changer ! Un seul remède : lâcher prise. Encore un concept à la mode, c'est vrai, mais force est de constater que c'est une attitude salvatrice. Se détacher du désir de maîtrise permet de ne plus se fatiguer inutilement pour des éléments sur lesquels on n'a pas prise. Relativisez et acceptez l'imprévu comme étant partie intégrante de l'existence. Il ne s'agit pas de résignation passive, mais bien d'acceptation positive.

VOTRE EXO

Notez trois situations qui, en ce moment, vous stressent au travail. Pour chacune, posez-vous ces questions...

- Puis-je avoir une action sur l'issue de cette situation ?
- Ai-je tout fait pour que l'issue soit positive ?
- Si elle ne l'est pas, quelles seront les conséquences ?

Prendre du temps pour soi : vital !

Avoir une activité de loisir, prendre du temps pour soi, se faire plaisir, tout cela n'est pas optionnel, et encore moins du luxe ! Il s'agit d'un réflexe vital, a fortiori en cas de stress, ce dernier ayant besoin d'un exutoire. Nous l'avons d'ailleurs tous constaté avec le confinement et le couvre-feu : lorsque la balance plaisir-travail penche inexorablement du côté du travail, le moral est en berne, et le stress, à son maximum. Certes, il existe toujours des obstacles — le temps, l'argent, les enfants... —, mais le principal reste soi-même !

VOTRE EXO

Pour lever les derniers verrous et vous autoriser à vous faire du bien, suivez le programme...

- Prenez conscience que ce temps vous est nécessaire, et autorisez-vous à vous l'accorder. Stop à la culpabilité !
- Trouvez votre activité, et peu importent les modes et les diktats.
- Planifiez-la au même titre que vos autres obligations et bloquez ce créneau, sauf cas de force majeure. Ne mettez pas vos besoins au second plan.
- Si vous manquez de temps, revoyez vos priorités. Interrogez-vous sur vos contraintes et vos obligations : sont-elles vraiment nécessaires ? Allez à l'essentiel, simplifiez votre vie. Dites non à certaines choses et privilégiez le qualitatif au quantitatif.
- Savourez votre activité, sans culpabiliser, sans penser aux enfants, au ménage, au travail...
- Faites le bilan : comment vous sentez-vous après ?

LE TÉLÉTRAVAIL : PRO-STRESS OU ANTISTRESS ?

On l'a longtemps appelé de nos vœux de salarié, on l'a un peu fantasmé... Perçu comme la clé d'une certaine libération, il apparaissait comme la solution à certains de nos maux professionnels, avec de sérieux arguments sur le papier : limiter les trajets maison-boulot, permettre l'autonomie dans le travail, assurer un environnement plus calme, améliorer l'équilibre entre vie pro et vie perso, etc. Un certain printemps 2020, à la faveur d'un virus ravageur, il a fait une entrée fracassante dans notre vie... C'est, c'est... le télétravail, bonne réponse Micheline ! Si, pour certains, l'expérience fut à la hauteur de leurs espérances, pour d'autres, ce fut la désillusion. Un peu comme une plongée dans le grand bain... sans savoir nager et sans bouée. Pas étonnant que certains s'y soient noyés.

Mal installé, mal équipé

Durant ce télétravail imposé, beaucoup ont dû improviser un espace de travail sur un coin de table dans la cuisine, assis sur une chaise lambda, les yeux rivés sur l'écran d'un ordinateur portable. Dans cet environnement domestique, les règles d'ergonomie sont rarement respectées, et les risques du travail sur écran, fortement majorés. Le *Bulletin épidémiologique hebdomadaire* de Santé publique France[12] pointait ainsi un risque de lombalgie : à l'issue du confinement, 10 % des télétravailleurs s'en plaignaient, alors qu'ils n'avaient jamais connu de douleurs dorsales auparavant. Chez ceux qui souffraient déjà de lombalgie, les douleurs se sont aggravées dans 11 % des cas.

Évidemment, il ne s'agit pas uniquement d'une question de posture et d'équipement. Le mal de dos est une maladie plurifactorielle et, avec le télétravail (et la situation sanitaire), inutile de dire que les facteurs de risque se sont multipliés : manque d'activité physique, rythme de vie chamboulé, charge de travail accrue, liens sociaux réduits à peau de chagrin... Avec le télétravail généralisé et l'omniprésence des écrans, que ce soit dans le domaine pro ou le domaine perso (les séries ont remplacé les sorties...), la fatigue oculaire s'est elle aussi amplifiée, aggravée encore par une mauvaise installation et un poste de travail inadapté.

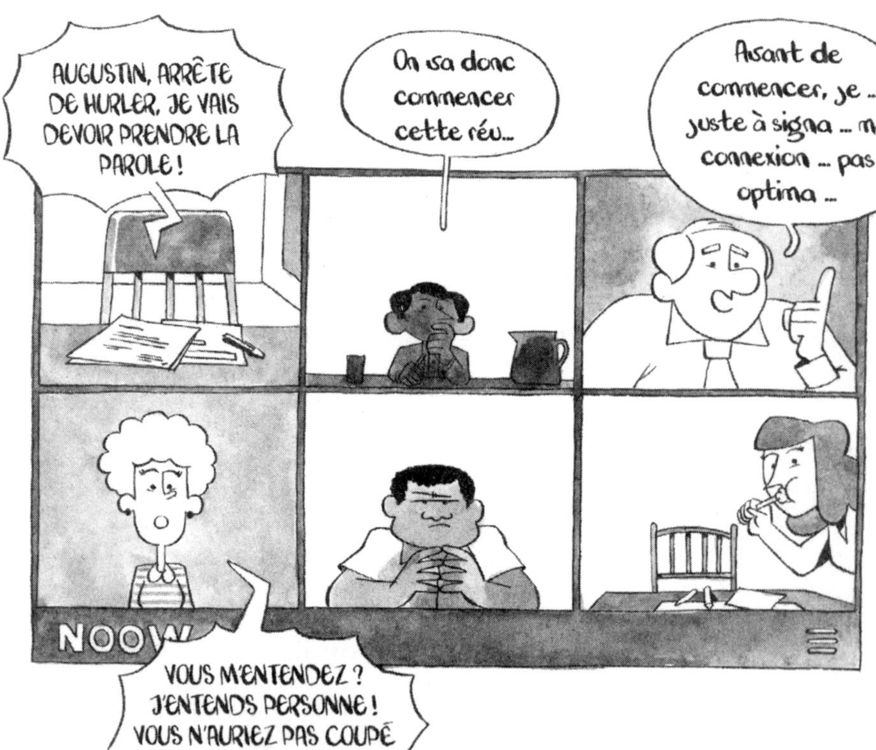
AUGUSTIN, ARRÊTE DE HURLER, JE VAIS DEVOIR PRENDRE LA PAROLE !
On va donc commencer cette réu...
Avant de commencer, je ... juste à signa ... ma connexion ... pas optima ...
NOOW
VOUS M'ENTENDEZ ? J'ENTENDS PERSONNE ! VOUS N'AURIEZ PAS COUPÉ VOS MICROS ?

La santé psychologique à l'épreuve du télétravail

Comme le corps, le moral n'a pas été épargné par le télétravail. Ainsi, 26 % des salariés pensent que l'une des principales difficultés du télétravail est l'impact sur la santé psychologique, alors qu'ils étaient 12 % à le penser en 2019[13]. Selon les données de la CNAM (Caisse nationale d'assurance maladie) et de l'ANSM (Agence nationale de sécurité du médicament et des produits de santé), on constate même une augmentation de la consommation de médicaments — tranquillisants et somnifères, principalement — liée à une hausse de l'anxiété généralisée depuis le premier confinement de 2020. Bien sûr, il y a le contexte : pour beaucoup, le télétravail a été imposé quasiment du jour au lendemain dans une situation sanitaire et économique plus qu'incertaine, avec pour couronner le tout une restriction des libertés individuelles. Cette situation unique est donc venue, telle une loupe, cristalliser les différents écueils et pièges du télétravail.

ÉPIDÉMIE D'INSOMNIE

Avec du temps de trajet en moins, on aurait pu croire que le sommeil serait le grand vainqueur du télétravail, mais il n'a pas échappé aux dégâts causés par le virus... Selon l'enquête INSV/MGEN 2021, 45 % des Français ont présenté un trouble du sommeil durant le deuxième confinement (contre 41 % en période normale), et 26 % ont constaté que leur sommeil était de moins bonne qualité. En cause : la sédentarité, la perte d'un cadre horaire régulier, l'omniprésence des écrans, l'augmentation de l'amplitude des horaires de travail... et bien sûr cette situation anxiogène inédite !

Le blurring, ce flou entre vie perso et vie pro

Lorsque le télétravail est transposé sans réelle préparation ni aménagement dans une culture du présentéisme (la France est championne en la matière...), qu'est-ce que ça donne ? Des journées avec une forte amplitude des horaires de travail et des salariés qui vivent dans la peur de se déconnecter, en particulier lorsque leur entreprise a une fâcheuse tendance au « vidéoflicage », avec des reporting quotidiens, un flux incessant de mails et des réunions à répétition. De leur propre aveu, 50 % des managers ne savaient pas où placer la limite entre trop ou pas assez de contrôle du travail à distance, selon le baromètre T6 d'Empreinte Humaine. Cette suspicion est d'ailleurs souvent intégrée par le salarié lui-même, qui va alors tomber dans un excès de zèle afin de se protéger de tout soupçon de dilettantisme. Ainsi, selon le même sondage, 49 % des personnes interrogées ont plus souvent vu passer des mails dont l'unique but était de manifester une activité aux yeux de leur hiérarchie. Le danger est de voir la frontière entre vie personnelle et vie professionnelle s'effacer petit à petit. Ce phénomène a un nom (anglais, bien entendu) : le *blurring*. Il peut aller jusqu'à des situations extrêmes : regarder ses 50 mails non lus à 3 heures du matin, être joignable depuis son transat sur la plage, répondre au téléphone alors qu'on donne son bain au petit dernier... Checker ses mails pro en dehors des heures de travail génère une sensation de travail inachevé (c'est l'effet Zeigarnik), avec à la clé un stress certain... Comme nous le verrons dans le chapitre consacré au burn-out (pages 181-193), nous avons besoin de décrocher du travail pour nous ressourcer.

Zoom, zoom, zen ? Pas vraiment !

Après une visio, vous arrive-t-il d'être trop fatigué pour faire autre chose ? d'être vidé émotionnellement ? d'avoir les yeux qui piquent ? Si vous répondez par l'affirmative, peut-être souffrez-vous de « Zoom fatigue », une forme spécifique de fatigue générée par l'excès de visioconférences. Dans une étude[14], une équipe de chercheurs en psychologie de l'université de Stanford a identifié quatre facteurs de risque pour cette Zoom fatigue. Le premier, cette galerie de visages que nous avons constamment devant nos yeux : cette promiscuité, même virtuelle, surstimule notre cerveau. Autre facteur : parmi ces visages, il y a... le nôtre ! Parler avec un miroir devant soi, c'est totalement inconfortable, et surtout très stressant puisqu'on va être beaucoup plus critique envers soi-même. Autre point : une charge cognitive plus élevée. En présentiel, la communication non verbale — c'est-à-dire tout ce qui participe à la communication en dehors de nos paroles, comme nos gestes, les mimiques de notre visage, etc. — se fait naturellement, tandis qu'envoyer ces signes et décoder ceux des autres nous demande davantage d'efforts en visio. Pour manifester notre assentiment, on va par exemple hocher exagérément la tête. Une étude[15] a même montré qu'on parlait spontanément plus fort (de 15 %) en visio. Dernier point : la visio, en plus d'être un temps d'écran supplémentaire, nous oblige à rester immobiles, or ce n'est bon ni pour la santé ni pour la réflexion.

Quelques conseils pour limiter la Zoom fatigue

Jeremy Bailenson, l'auteur de l'étude, propose quelques conseils pour limiter cette Zoom fatigue...

- Réduisez la taille de la fenêtre afin de diminuer celle des visages de vos interlocuteurs.
- Utilisez un clavier externe afin de pouvoir éloigner l'écran de votre visage.

- Si votre interlocuteur est d'accord, désactivez votre vidéo (au moins quand vous ne parlez pas).
- Quand la visio s'éternise, éteignez quelques instants votre vidéo et faites quelques pas dans la pièce pour vous éloigner de l'écran.
- Investissez dans des outils vous permettant de bouger durant une visio : oreillettes, webcam externe, etc.
- Préparez un ordre du jour clair.
- Limitez la durée des réunions à 1 heure au maximum.
- Limitez le nombre de participants au strict minimum.
- Prévoyez un support visuel à partager sur l'écran pour rendre la réunion interactive.
- En fin de réunion, faites un petit tour de table.
- Pour chaque réunion, rédigez un compte rendu avec des étapes précises pour chaque acteur du projet.

Parallèlement, à charge pour le manager de lutter contre la « visionite » en gardant en tête ces quelques principes clés pour chaque réunion programmée en visio.

LA BONNE IDÉE

Montrer un bout de son salon en arrière-fond peut être vécu comme une intrusion dans sa vie privée (et ça l'est, effectivement !). Lorsque les collègues n'hésitent pas à faire des remarques sur votre déco, c'est encore pire... La solution : un arrière-plan virtuel. La plupart des services de visioconférence proposent cette option. Vous avez du mal avec votre image à l'écran ? Activez le filtre beauté ! Sur Zoom, par exemple, cette fonction est intégrée (cliquez sur « retoucher mon apparence »). Pas de scrupule, tout le monde le fait (et si vous saviez la tonne de maquillage que l'on me met avant un tournage...).

Les oreilles ? Pas épargnées non plus !

On pensait l'open space bruyant ? À la maison aussi, nos oreilles sont mises à rude épreuve avec les visioconférences au son plus ou moins bon, les appels non-stop, la musique en arrière-fond, l'usage d'un casque ou d'écouteurs. Selon le baromètre 2021 de l'association Journée nationale de l'audition (JNA)[16], 23 % des télétravailleurs à temps plein utilisent un casque ou des écouteurs pendant au minimum 2 heures par jour, et 65 % indiquent que cette durée d'écoute quotidienne s'est intensifiée avec la crise sanitaire. Résultat : plus d'un tiers des télétravailleurs ont ressenti des troubles auditifs (sifflements, bourdonnements, effet cotonneux, difficultés de compréhension de la

LE DÉCRYPTAGE DE L'EXPERT

Christophe Nguyen

psychologue du travail
et des organisations, cofondateur
d'Empreinte Humaine, cabinet-conseil
en qualité de vie au travail (QVT)
et risques psychosociaux

« L'expérience humaine participe beaucoup au collectif du travail. »

Avant de pratiquer massivement le télétravail avec la crise sanitaire, n'avions-nous pas tendance à l'idéaliser ?

Christophe Nguyen : Le télétravail a toujours suscité un fort engouement chez les salariés français, qui y voyaient notamment l'opportunité de mieux équilibrer leur vie professionnelle et leur vie personnelle, ou la possibilité de mieux se concentrer. Lors du premier confinement, on a observé une « romantisation » du télétravail, qui a permis une forme de libération par un accès à un mode de travail assez limité avant la crise. Au sortir du premier confinement, neuf Français sur dix souhaitaient le continuer à 100 % ou de façon hybride. Avec le temps, cependant, cet engouement s'est tari, surtout pour le télétravail à 100 %. Selon notre sixième baromètre de la santé psychologique des salariés français en période de crise, en mars 2021, quatre télétravailleurs sur dix saturaient du télétravail forcé, et ils ne sont plus que 15 % à vouloir être en *full remote* (intégralement en télétravail) après la crise. Les télétravailleurs sont désormais plus exposés aux risques psychosociaux que les personnes au chômage partiel.

Quels sont précisément les facteurs de risques psychosociaux en télétravail ?

C.N. : Selon le baromètre, de 50 à 60 % des télétravailleurs n'arrivent pas à se détacher psychologiquement de leur job après leur journée de travail, et ce malgré un meilleur équilibre de leur vie, qu'on pourrait qualifier d'opérationnel par la suppression des temps de transport ou la flexibilité horaire. Les salariés sont 60 % à constater que certains de leurs collègues travaillent trop, et 50 % déclarent commencer plus tôt et finir plus tard. Malgré plus d'un an de télétravail et de nombreux accords d'entreprise signés, les droits et les devoirs des télétravailleurs restent à clarifier. Il existe encore ce qu'on pourrait appeler du « télétravail gris ». Les amplitudes horaires ont également augmenté, et la majorité des télétravailleurs redoute aujourd'hui de ne pas pouvoir tenir cette productivité après la crise.

On se plaint parfois de nos collègues, de notre hiérarchie, mais le télétravail a aussi montré que nous avions besoin de ces liens.

C.N. : En effet, 50 % des travailleurs estiment que le manque de lien social avec leurs collègues a un impact négatif sur leur travail, en particulier sur le sens donné au travail. C'est l'un des grands enseignements des confinements successifs : nous sommes des êtres sociaux. L'expérience humaine participe beaucoup au collectif du travail, et les réunions ou les apéros Zoom ne sauraient la remplacer. Être au même endroit, coopérer, participer à une activité de travail commune, tout cela crée un sentiment d'appartenance. Ce phénomène est connu depuis longtemps en psychosociologie sous le nom de « dynamique des groupes restreints » : dans des petits groupes partageant une même activité, une dynamique, une émulation, des normes sociales se créent. Sans elles, on peut vite se sentir détaché de son travail et de son entreprise ; on est moins créatif, moins motivé. Outre le fait qu'on se sente plus efficace individuellement en télétravail, l'intégration dans une équipe à distance est plus difficile. La socialisation des plus jeunes, particulièrement insatisfaits du télétravail lors de leur arrivée dans l'entreprise, est clairement plus complexe. Apprendre un métier, les codes d'une entreprise et les façons de bien faire un travail est plus difficile à distance. Cela dépend des métiers, bien sûr, mais tout cela s'acquiert en général par le collectif.

Quelles conséquences sur l'engagement des salariés ?

C.N. : Un tiers des salariés souhaitent quitter leur travail pour trouver un job qui aura plus de sens, ce qui laisse entrevoir un turn-over important quand la crise sanitaire sera derrière nous. Il y a toujours une tension concernant les valeurs, les attentes individuelles d'une personne envers son travail et ce qu'elle en retire réellement, mais cette tension est habituellement régulée par l'activité collective du travail. Le lien social n'étant plus là pour soutenir, l'heure est à l'introspection dans un contexte traumatogène et de stress chronique lié à la durée de cette pandémie. Qu'est-ce qui est le plus important pour moi ? Qu'est-ce qui me définit ? Qu'est-ce que j'apporte à la société ? En nous permettant de passer plus de temps avec notre famille, le télétravail nous a amenés à nous questionner sur nos valeurs, nos priorités profondes de vie. Beaucoup de certitudes et de repères ont été bousculés.

Le télétravail : stop ou encore ?

C.N. : Il faut faire la part des choses, car les conditions dans lesquelles les salariés ont découvert le télétravail furent exceptionnelles : un télétravail imposé, sans réelle préparation, ni du côté de l'entreprise ni du côté du salarié, et dans un contexte de restriction des libertés individuelles. On observe certes une baisse d'engouement, mais la plupart des travailleurs veulent garder la possibilité de télétravailler. Le double volontariat — du côté du salarié et du côté de l'entreprise — est essentiel pour que le télétravail soit bien vécu. L'idéal serait des formes hybrides afin de bénéficier des avantages du télétravail et des temps en présentiel pour maintenir le collectif. Il faudra tirer les enseignements de l'année passée, car tout nouveau mode de travail engendre des opportunités formidables, mais aussi des risques (y compris psychosociaux), qu'il faudra prévenir.

Quelles sont les clés de la réussite du télétravail ?

C.N. : Tout d'abord, clarifier les droits et les devoirs des travailleurs, en définissant des horaires de disponibilité et en respectant leur droit à la déconnexion, et revoir le droit du travail, qu'il faudra réinventer au regard de la flexibilité laissée aux télétravailleurs. L'ANI (accord national interprofessionnel) sur le télétravail ne jouera pas ce rôle. Il est également essentiel de prendre en compte les conditions de télétravail, car il existe beaucoup d'inégalités en la matière. Le télétravail demande aussi un apprentissage et une adaptation des méthodes de travail, car il ne suffit pas de transposer le fonctionnement sur site à distance. Le manager doit, de son côté, mettre en place une nouvelle forme de management pour être présent sans être physiquement là, sans être trop dans le contrôle. Il doit savoir détecter les signes de détresse psychologique, trouver de nouvelles manières de donner des signes d'appartenance au collectif et inspirer confiance pour que le collaborateur sache qu'il peut se tourner vers lui en cas de difficulté. La question du travail à réaliser à distance ou dans les bureaux doit être au cœur de la réflexion si on veut réussir.

parole), soit presque le triple de la moyenne des années précédentes. Pour préserver son audition en télétravail, l'Association JNA rappelle trois règles d'or…

- Distinguer plaisir du son et santé auditive : travailler en écoutant de la musique, certains adorent, mais cela reste une sollicitation auditive, même lorsque la musique est bonne (bonne, bonne, bonne), or plus les oreilles sont sollicitées et plus le risque de fatigue auditive augmente. On évite donc de travailler toute la journée en musique.
- Intégrer des temps de récupération : l'oreille a besoin de temps de récupération pour purger le stress acoustique, d'où l'importance d'introduire régulièrement des pauses de sollicitation sonore (rien de plus simple : silence total) au cours de sa journée de télétravail.
- Bien s'équiper : utiliser un casque de bonne qualité avec un réducteur de bruit.

Douze clés pour mieux vivre le télétravail

Sanctuarisez votre espace de travail

L'idéal, bien sûr, est d'avoir une pièce dédiée. À défaut, matérialisez votre espace travail avec un paravent ou une « frontière » sur la table du salon, par exemple. Faites en sorte que, dans votre champ de vision, il y ait le moins de perturbateurs attentionnels possible : pas d'étendoir à linge, de jouets d'enfant, de factures, etc. Essayez de toujours travailler à la même place pour que votre cerveau encode cette information : « Lorsque je m'installe ici, je travaille. » Cela vous permettra, au moins symboliquement, de « quitter votre bureau » en fin de journée.

Équipez-vous a minima

Tout le monde n'a pas les moyens, ni l'envie d'ailleurs, d'investir dans un fauteuil de ministre. Pour limiter la casse, faites avec les moyens du bord : une chaise lambda, mais avec un petit coussin derrière le dos. S'il y a bien un point sur lequel il est important d'investir quand on travaille sur ordinateur portable, c'est un support pour surélever son écran, un clavier et une souris. Et si votre télétravail est voué à perdurer, laissez-vous tenter par un *standing desk*. Il en existe à prix raisonnable chez le géant suédois. Profitez que vous êtes à la maison pour tester le gros ballon (piquez celui de votre enfant s'il en a un) de temps en temps au cours de la journée. Perso, je suis devenu adepte !

Résistez à la tentation pyjama

Est-on moins productif en pyjama ? Une étude[17] s'est penchée sur le sujet. Verdict : le port du pyjama n'affecterait pas la productivité ; en revanche, travailler en pilou-pilou aurait une influence négative sur la santé mentale. Après, l'histoire ne dit pas qui de la poule ou de l'œuf... Toujours est-il que s'habiller (se laver, se maquiller, etc.) participe à se mettre en condition de travail et à maintenir une frontière entre vie pro et vie perso. Ça évite aussi les accidents en visio... Le soir, n'hésitez pas à ranger votre tenue de télétravail pour enfiler des vêtements cocooning.

Séquencez votre journée

L'avantage du télétravail, c'est qu'on peut organiser ses horaires de façon plus souple : commencer plus tôt pour pouvoir aller chercher ses enfants à l'école, aller courir le midi ou faire ses courses. Le piège du télétravail, c'est de partir en free-style ! Le manque de rythme est fatal pour la motivation, pour le moral, mais aussi pour le corps. La meilleure parade : un planning avec une to-do list pro quotidienne (voir page 137) et des créneaux clairement identifiés pour les activités perso.

Restez focus

Désactivez les notifications inutiles, fixez-vous des horaires pour checker vos mails perso et vos réseaux sociaux. Le mieux reste d'ailleurs de les consulter ailleurs que sur votre ordinateur de travail. Dans votre planning, veillez à vous dégager des plages sans aucune interruption pour les tâches nécessitant concentration et réflexion, en prenant soin de repérer les moments où votre concentration est au maximum (en général, le matin).

Octroyez-vous des pauses

Pour rester motivé alors que le collectif n'est pas là pour jouer son rôle d'émulation, la pause s'impose. Inspirez-vous de la méthode Pomodoro et profitez du fait que vous êtes chez vous pour faire quelques mouvements d'étirement ou 5 à 10 minutes de vélo elliptique. Accordez un peu de repos à vos yeux également avec la règle du 20-20-20 ou quelques exercices de yoga des yeux (voir pages 53 et 55).

Faites les cent pas

Passez vos appels debout ou marchez dans votre salon — ou votre jardin, pour les plus chanceux — afin de booster votre créativité ou quand vous devez prendre une décision importante.

Soignez votre déjeuner

Essayez de garder un rythme de repas régulier, et surtout de faire une vraie pause déjeuner. Vous travaillez dans le salon ? Mangez dans la cuisine ou, mieux, chez un ami qui habite non loin ! En termes de composition, inspirez-vous de la trame pour un bento équilibré (voir page 77) et, pour gagner du temps, testez le *batch cooking*. Pour ce principe de « cuisine en série » (pour la VF), on profite de son dimanche pour cuisiner des aliments bruts (légumes frais, riz, pâtes, quinoa, viande) et quelques préparations (pâte brisée, béchamel…), qu'il ne restera plus qu'à assembler pour constituer les menus de la semaine à venir.

Ne tombez pas dans le piège de l'ultra-présence

Si certains managers se font très intrusifs, exigeant disponibilité et réactivité totale de la part de leurs salariés en télétravail, l'inverse est parfois vrai aussi. Compenser son absence physique par une ultra-présence numérique, c'est l'un des pièges du télétravail. Vous n'avez rien à prouver, vous devez juste faire votre travail comme d'habitude.

Recréez des moments de convivialité

Avouez-le : ce collègue qui vous agaçait, il vous manque un peu, finalement… Pour maintenir le lien social en télétravail, on peut recréer virtuellement des moments de convivialité grâce à un « café connecté ». Pour 91 % des salariés, selon un sondage[18], la pause-café est le moment idéal pour construire des échanges plus humains et plus personnels. On s'y raconte les derniers potins, mais on y parle également travail de façon plus décontractée. Sur Slack (une appli de communication qui a explosé durant le confinement), on peut créer des fils de discussion par thème : écologie, séries, etc.

LA BONNE IDÉE

Certaines entreprises ont mis en place des initiatives pour maintenir le bien-être de leurs salariés en télétravail avec, par exemple, des séances de relaxation et d'activité physique en visio, des ateliers pour limiter l'hyperconnexion ou aménager son poste de travail à la maison, une plate-forme d'e-learning avec des exercices de relaxation, des séances de sophrologie, des ateliers nutrition, etc.

Sacralisez votre temps de travail

Mettez en place une séparation aussi claire que possible entre temps perso et temps pro, avec des horaires de travail fixes. Idéalement, les horaires auxquels vous devez être joignable devraient être définis au préalable avec votre employeur. Par ailleurs, faites passer le message à vos proches que travailler à la maison ne signifie pas que vous êtes joignable à toute heure ou disponible pour accueillir l'électricien.

Exercez votre droit à la déconnexion

Mettez une alarme sur votre téléphone pour signaler la fin de votre journée, dressez votre to-do list du lendemain, fermez toutes vos applis, éteignez votre ordinateur et rangez votre bureau. Pour ne pas être tenté de prolonger votre journée de travail, mettez en place une « balise » en prévoyant une activité aussitôt après (faire des courses, rejoindre un ami pour un petit running, aller au yoga...). Si vous êtes manager, votre rôle est de respecter et de faire respecter ce droit à la déconnexion afin de garder vos collaborateurs engagés. La bonne idée : un point de fin de journée pour marquer la fin du travail.

Instaurez un sas de décompression

On grogne contre les bouchons et les transports bondés, mais le trio métro-boulot-dodo permet d'établir une distinction temporelle et spatiale entre vie pro et vie perso. En télétravail, récréez ce sas de décompression avec un petit rituel le matin et le soir : une balade de 15 minutes dans le quartier (au passage, on fait le plein de lumière naturelle), une séance de méditation, quelques étirements...

Avec ces conseils, on est parés pour le prochain confinement !

CHAPITRE 5

HELP : LES SITUATIONS DE CRISE

À la croisée de l'individuel et du collectif, le travail met en jeu des personnalités, des idéaux et des exigences personnelles, une culture d'entreprise, des enjeux économiques et sociaux. Ce cocktail explosif en fait le lieu de tous les dangers. La souffrance au travail peut alors prendre de multiples visages : burn-out, bore-out (vous verrez, il est possible de s'épuiser d'ennui), harcèlement sexuel ou moral… Trop longtemps restés tabous, ces sujets sont aujourd'hui mieux connus, et reconnus – même s'il reste du travail à faire, c'est certain. L'arsenal juridique a été renforcé, des moyens de prévention ont été mis en place, et il y a aussi tout ce que vous pouvez faire à votre niveau pour éviter ces situations, à vous-même mais aussi à vos collègues, car chaque salarié a un rôle de sentinelle à jouer. Bien sûr, si le mieux est d'éviter d'en arriver au burn-out, je ne peux m'empêcher de voir dans ces situations – comme dans toute crise, d'ailleurs – des opportunités pour changer. Pour se changer, pour faire changer les choses, les mentalités. Le fameux colibri…

HARCÈLEMENT SEXUEL, ÇA NE PASSE PLUS !

À l'ère du #BalanceTonPorc et du #Metoo, les langues se délient. À chaque semaine ou presque son nouveau scandale de harcèlement sexuel... On en parle, et c'est bien, mais cela ne doit pas faire oublier que le harcèlement sexuel n'est pas réservé aux microcosmes du cinéma, de la télévision ou de la politique. Toutes les catégories socioprofessionnelles, tous les secteurs d'activité sont concernés. Il suffit de regarder les chiffres : au moins une femme sur trois a un jour été confrontée à une situation de harcèlement sexuel au travail, et 13 % des femmes ont été victimes d'attouchements sur leur lieu de travail[1]. Ces agissements — des délits punissables par la loi — ont un fort impact sur la santé physique et mentale des victimes. Le mieux, évidemment, reste de les prévenir, mais il y a du chemin à faire tant certaines mentalités ont la vie dure...

AUTOTEST ÊTES-VOUS VICTIME DE HARCÈLEMENT SEXUEL ?

- ☐ Je fais l'objet de sifflements, de gestes, de commentaires grossiers, de regards concupiscents.
- ☐ On me fait des remarques gênantes sur ma tenue ou mon physique.
- ☐ Je dois subir des propos obscènes ou des écrits à connotation sexuelle.
- ☐ Je suis l'objet de rumeurs à connotation sexuelle.
- ☐ On m'envoie des textes, des photos ou des vidéos à caractère sexuel.
- ☐ On m'impose des contacts physiques légers : effleurement des mains, des cheveux, du visage ou des jambes, par exemple.
- ☐ J'ai des RV pro dans des lieux ou à des horaires qui me mettent potentiellement dans des situations compromettantes (RV dans un hôtel, dîner de travail au restaurant...).
- ☐ Je fais l'objet de pressions pour accepter un acte de nature sexuelle.

Vous subissez ce genre de situations ? Ce peut être des agissements sexistes ou du harcèlement sexuel. Si vous êtes témoin d'actes de ce type, vous pouvez (et même devez) aussi agir.

De quoi parle-t-on ?

Promotion canapé, main aux fesses (excusez l'expression) dans le local à photocopieuse... on a trop souvent une vision réduite du harcèlement sexuel. Trop souvent aussi, on a tendance à minimiser la gravité du harcèlement en l'associant à une forme de drague lourde ou d'humour mal compris. Alors, le harcèlement sexuel, c'est quoi exactement ?

La définition juridique du harcèlement sexuel a été élargie en 2012, puis en 2018. Schématiquement, la loi définit trois niveaux de gravité.

- Des comportements répétés (deux fois suffisent), de toute nature (propos, gestes, envois ou remises de courriers ou d'objets, attitudes...), imposés à la victime et présentant une connotation sexuelle, qui soit portent atteinte à sa dignité en raison de leur caractère dégradant ou humiliant, soit créent à son encontre une situation intimidante, hostile ou offensante. Ces faits sont passibles d'un an d'emprisonnement et de 15 000 € d'amende. Cela devrait en calmer plus d'un.
- Un acte unique, mais d'une particulière gravité, dans le but réel ou apparent d'obtenir des faveurs de nature sexuelle à son profit ou au profit d'un tiers. Il peut s'agir de chantage sexuel, où le harceleur tente d'obtenir un acte de nature sexuelle en contrepartie d'un avantage (obtention d'un emploi, d'une promotion, d'une augmentation) ou pour éviter une situation dommageable (licenciement, mutation...). Peine encourue : deux ans d'emprisonnement et 30 000 € d'amende.
- Lorsque le harcèlement est effectué par une personne qui abuse de l'autorité que lui confèrent ses fonctions, ou quand il est exercé à l'encontre d'un mineur de moins de 15 ans ou d'une personne vulnérable, ou encore lorsqu'il est le fait de plusieurs personnes (auteurs ou complices), il y a circonstances aggravantes. La sanction est alors alourdie : trois ans d'emprisonnement et 45 000 € d'amende.Quand je vous dit qu'on ne rigole pas avec ça...

Parallèlement, la loi définit les agissements sexistes, à savoir tous les agissements (propos, comportements, diffusion d'images, SMS...) liés au sexe d'une personne et portant atteinte à sa dignité ou créant un environnement intimidant, hostile, dégradant, humiliant ou offensant. Concrètement, il peut s'agir de plaisanteries obscènes, de compliments appuyés sur le physique ou la tenue vestimentaire, de questions intrusives, de confidences impudiques sur sa propre vie sexuelle, de détailler avec insistance le physique, de mimer un acte sexuel, etc.

QUE DIT LA LOI ?

La loi sur le harcèlement sexuel fut modifiée en 2012, puis en 2018 pour tenir compte des « raids numériques ». Voici ce que dit l'article 222-33 du code pénal...

I. Le harcèlement sexuel est le fait d'imposer à une personne, de façon répétée, des propos ou comportements à connotation sexuelle ou sexiste qui soit portent atteinte à sa dignité en raison de leur caractère dégradant ou humiliant, soit créent à son encontre une situation intimidante, hostile ou offensante.

L'infraction est également constituée :

1. Lorsque ces propos ou comportements sont imposés à une même victime par plusieurs personnes, de manière concertée ou à l'instigation de l'une d'elles, alors même que chacune de ces personnes n'a pas agi de façon répétée ;

2. Lorsque ces propos ou comportements sont imposés à une même victime, successivement, par plusieurs personnes qui, même en l'absence de concertation, savent que ces propos ou comportements caractérisent une répétition.

II. Est assimilé au harcèlement sexuel le fait, même non répété, d'user de toute forme de pression grave dans le but réel ou apparent d'obtenir un acte de nature sexuelle, que celui-ci soit recherché au profit de l'auteur des faits ou au profit d'un tiers.

Le code du travail (article L1153-1) a été modifié en conséquence...

Aucun salarié ne doit subir des faits :

1. Soit de harcèlement sexuel, constitué par des propos ou comportements à connotation sexuelle répétés qui soit portent atteinte à sa dignité en raison de leur caractère dégradant ou humiliant, soit créent à son encontre une situation intimidante, hostile ou offensante ;

2. Soit assimilés au harcèlement sexuel, consistant en toute forme de pression grave, même non répétée, exercée dans le but réel ou apparent d'obtenir un acte de nature sexuelle, que celui-ci soit recherché au profit de l'auteur des faits ou au profit d'un tiers.

En 2015, l'agissement sexiste a fait son apparition dans le code du travail. L'article L1142-2-1 précise :

Nul ne doit subir d'agissement sexiste, défini comme tout agissement lié au sexe d'une personne, ayant pour objet ou pour effet de porter atteinte à sa dignité ou de créer un environnement intimidant, hostile, dégradant, humiliant ou offensant.

L'agissement sexiste n'étant pas défini dans le code pénal, il ne s'agit donc pas d'une infraction. C'est la responsabilité de l'employeur de faire en sorte que le code du travail soit respecté.

LE DÉCRYPTAGE DE L'EXPERT

Christophe Nguyen

psychologue du travail et des organisations, cofondateur d'Empreinte Humaine, cabinet de conseil en qualité de vie au travail et prévention des risques psychosociaux

« Il existe un champ du sexisme intégré. »

Le harcèlement sexuel et le sexisme sont-ils fréquents en entreprise ?

Christophe Nguyen : En matière de harcèlement sexuel, il y a la partie émergée de l'iceberg — les agressions, les plaintes, les conflits... —, mais un large faisceau de signaux moins visibles forme la partie immergée : blagues sexistes ou stéréotypées, non-dits, étiquettes, rumeurs... Il y a en effet un champ du sexisme intégré. En entrant dans certaines professions dites « masculines », les femmes se disent : « Je sais où je mets les pieds, donc j'accepte. » C'est un climat, une culture d'entreprise qui font que ces agissements sexistes sont banalisés, minimisés, d'autant que plus il y a d'observateurs, moins de personnes réagissent. On appelle ce phénomène la « paresse sociale » ou l'« effet spectateur », et il est bien connu des psychosociologues. Ainsi, on tolère et on fait tolérer des choses inacceptables, qui font le lit du harcèlement sexuel.

De son côté, il est aussi difficile pour la victime de s'exprimer.

C.N. : Du côté de la victime, il y a souvent de la culpabilité, de la honte. Elle se dit qu'elle n'est pas assez forte pour se défendre, qu'on ne la croira pas, qu'elle est en partie responsable, qu'elle n'a pas été assez claire dans son refus. À cela s'ajoutent d'autres facteurs, comme la peur de perdre son emploi, la crainte des représailles, la précarité, la honte que la famille soit au courant ou tout simplement une méconnaissance de ce qu'est le harcèlement sexuel. Aussi, rares sont les victimes qui engagent des démarches judiciaires. Pourtant, elles ont un besoin fort de faire reconnaître leur statut de victime. Cette reconnaissance est nécessaire à leur processus de reconstruction. Souvent, comme on a pu le voir notamment avec les réseaux sociaux, le rôle du collectif permet cette libération de la parole.

Le harceleur — ou la harceleuse car, si elles sont plus rares, les harceleuses existent néanmoins — peut être le dirigeant de l'entreprise, un supérieur hiérarchique, un collègue, un subalterne, mais aussi une personne extérieure : client, fournisseur, etc. Et même si cela se passe en dehors du travail, dès lors que la personne a un lien avec le travail, il s'agit de harcèlement sexuel au travail. Tous ces actes sont considérés comme des délits, aucun n'est à banaliser, personne n'a à les subir. Et il ne s'agit pas de féminisme !

Des conséquences sur la santé

Ces agissements ont un impact sur la vie professionnelle — avec parfois une forte précarisation de l'emploi —, mais aussi sur la vie personnelle et familiale. Dans une enquête[2], 33 % des victimes déclarent que le harcèlement sexuel qu'elles ont subi a atteint leur santé physique et/ou mentale. L'équilibre émotionnel se détériore progressivement : on ressent un sentiment d'injustice, de méfiance, de frustration, d'humiliation. Cette souffrance crée de nombreuses tensions physiques : fatigue, insomnies, boule au ventre, vomissements, migraines… Elles ont aussi un fort impact sur leur vie sexuelle et sur l'appréciation de leur physique.

L'entreprise ne doit pas rester les bras croisés…

L'employeur est tenu de prévenir, de réagir et de sanctionner tout agissement sexiste ou acte de harcèlement sexuel. Il doit, par exemple, afficher les textes du code pénal sur le harcèlement sexuel (et moral) dans les lieux de travail. Il peut également rappeler dans le règlement intérieur de l'entreprise les dispositions relatives au harcèlement sexuel et aux agissements sexistes, rédiger une charte de référence, mettre en place une procédure à suivre si un cas survient. Dans les entreprises d'au moins 250 salariés, un référent chargé d'accompagner les salariés en matière de lutte contre le harcèlement sexuel et les agissements sexistes doit être désigné. Il existe aujourd'hui de nombreuses formations, de quelques heures à plusieurs jours, sur le sujet. Enfin, dès lors que l'employeur est informé d'agissements sexistes ou de harcèlement sexuel — ou s'il les constate de lui-même —, il a pour obligation de les faire cesser et de sanctionner leur auteur.

LA BONNE IDÉE

L'association Le Cap a mis en place une charte numérique « Pas de sexisme dans mon entreprise ». L'objectif : lever les tabous, sensibiliser les entreprises, former les chefs d'entreprise, les managers, les salariés, les représentants du personnel, etc., via des actions de sensibilisation et des formations.
Infos sur harcelement-france.com.

Concrètement, je fais quoi ?

Face à des agissements sexistes ou du harcèlement sexuel, comment agir ? Les conseils de Louisette Tiouchichine-Maret, juriste spécialisée en droit social et en droit du travail, fondatrice de l'association Le Cap, spécialisée dans l'accompagnement des victimes de harcèlement moral, sexuel et d'agissements sexistes au travail sur la région PACA.

- **Ne comptez pas sur le temps pour que tout s'arrange :** « Souvent, la victime se tait afin de préserver son travail, en espérant qu'avec le temps les agissements s'arrêtent. L'expérience nous montre que c'est rarement le cas, et cela finit souvent pour la victime en arrêt maladie, inaptitude, licenciement. Il faut agir vite pour éviter cette porte de sortie, souvent très préjudiciable pour la victime », observe Louisette Tiouchichine-Maret.
- **Posez clairement les limites et exprimez votre désaccord.** Un collègue fait une remarque sur votre décolleté ? des blagues sexistes ? « Informez-le sur un ton sympathique mais clair, par écrit afin de préserver une trace, que ces agissements sont déplacés et qu'ils ne vous ont pas plu », recommande la juriste. Si un collègue vous envoie un SMS tendancieux, surtout pas de réponse à coups d'émoji qui rougit. « À l'épreuve du droit, cela peut malheureusement se retourner contre la victime, car ce type de réponse pourrait laisser supposer que l'on cautionne ou minore ces agissements, analyse la juriste. Il est préférable de ne rien répondre du tout ou, mieux, de demander clairement d'arrêter. » Et bien sûr, gardez tout, n'effacez rien !
- **Alertez votre employeur.** Si les faits persistent, informez-en votre employeur par écrit (lettre, mail) afin de garder une trace, en lui expliquant les faits et en lui rappelant son obligation de les faire cesser. Parallèlement, informez les différents interlocuteurs au sein de votre entreprise : médecin du travail, référent « harcèlement » de l'entreprise, référent « harcèlement et agissements sexistes » du CSE le cas échéant, délégué du personnel, etc.
- **Consultez un avocat ou faites-vous aider par une association** si la situation ne s'améliore pas. « Il est important de se faire aider en amont si l'on va au tribunal. Gardez toutes les preuves afin de monter un dossier solide », recommande la juriste.
- **Si la situation persiste, on monte crescendo.** Informez l'inspection du travail, le défenseur des droits en cas de représailles et, si nécessaire, allez au contentieux. « Selon la gravité des agissements et la solidité du dossier, il est possible de déposer un dossier au pénal, et parallèlement une plainte au conseil de prud'hommes. »

LE HARCÈLEMENT MORAL

On peut toujours compter sur la nature humaine pour nous étonner... En matière de harcèlement moral au travail, par exemple, il existe mille et une façons de harceler, et certains semblent en avoir fait un art... Entre culpabilité, colère et honte, la victime, elle, se sent souvent isolée, avec des conséquences parfois très graves sur sa santé physique et mentale. Pour mettre fin à cet engrenage — qui ne s'arrêtera pas seul, ne comptez pas là-dessus ! —, il est essentiel d'une part de vous convaincre que vous n'êtes pas responsable de la situation, et d'autre part d'en parler en vous tournant vers les bons interlocuteurs. L'arsenal juridique est là pour vous défendre et faire en sorte que la peur change de camp.

AUTOTEST SUIS-JE VICTIME DE HARCÈLEMENT MORAL

- ☐ Mon supérieur ou mes collègues m'empêchent de m'exprimer, m'interrompent constamment.
- ☐ On critique en permanence mon travail.
- ☐ On met en doute toutes mes décisions.
- ☐ Je suis l'objet d'insultes ou d'injures.
- ☐ On me menace, verbalement ou par écrit.
- ☐ On m'isole, on refuse de rentrer en contact avec moi.
- ☐ J'ai été déplacé(e) dans un autre bureau, à l'écart de mes collègues.
- ☐ On interdit aux collègues de me parler.
- ☐ On ne me donne plus de travail, ou alors des tâches inutiles, absurdes ou injurieuses.
- ☐ On me donne des tâches nuisibles à ma santé.
- ☐ On me donne des ordres, puis des contre-ordres.
- ☐ On me donne des tâches subalternes.
- ☐ On me donne sans cesse de nouvelles tâches.
- ☐ On fait courir de fausses rumeurs sur moi.
- ☐ On me ridiculise devant les autres.
- ☐ On dit que je suis « malade », « fou ».

☐ On se moque de mon handicap.
☐ On attaque mes origines, ma religion, mes convictions politiques.

Si vous subissez ou avez régulièrement subi une ou plusieurs des atteintes de cette liste, vous êtes ou avez été probablement victime de harcèlement moral. Cependant, ce petit test n'est qu'indicatif et ne relate qu'une partie des faits relevant du harcèlement moral. Plusieurs questionnaires ont été développés pour détecter la violence au travail. Le plus ancien et le plus complet est le LIPT (*Leymann Inventory of Psychological Terror*), élaboré par Heinz Leymann en 1996. Il liste pas moins de 45 situations caractéristiques de la violence au travail. On trouve facilement en ligne des versions françaises validées.

De quoi parle-t-on exactement ?

Être relancé sans arrêt par son chef pour rendre son dossier, subir un rythme de travail effréné, voir son travail systématiquement critiqué, être placardisé, recevoir un avertissement que l'on estime injustifié... Parmi ces situations, lesquelles relèvent du harcèlement moral ? Toute la difficulté tient en effet à faire la différence entre des conditions de travail difficiles (dues à des objectifs élevés, une mauvaise organisation, des faiblesses de l'encadrement, etc.) et le « vrai » harcèlement moral, en somme ce qui relève des risques psychosociaux — à ce stade du livre, vous devez bien les connaître ! — ou du harcèlement moral tel qu'il est défini par la loi.

QUE DIT LA LOI ?

Le code du travail (article L1152-1) précise qu'« aucun salarié ne doit subir les agissements répétés de harcèlement moral qui ont pour objet ou pour effet une dégradation des conditions de travail susceptible de porter atteinte à ses droits et à sa dignité, d'altérer sa santé physique ou mentale ou de compromettre son avenir professionnel ». Le conseil de prud'hommes peut sanctionner l'employeur et le condamner à verser des dommages et intérêts à la victime (préjudice moral, frais médicaux...). Dans le code pénal (article 222-33), « le fait de harceler autrui par des propos ou comportements répétés ayant pour objet ou pour effet une dégradation des conditions de travail susceptible de porter atteinte à ses droits et à sa dignité, d'altérer sa santé physique ou mentale ou de compromettre son avenir professionnel, est puni de deux ans d'emprisonnement et de 30 000 € d'amende ».

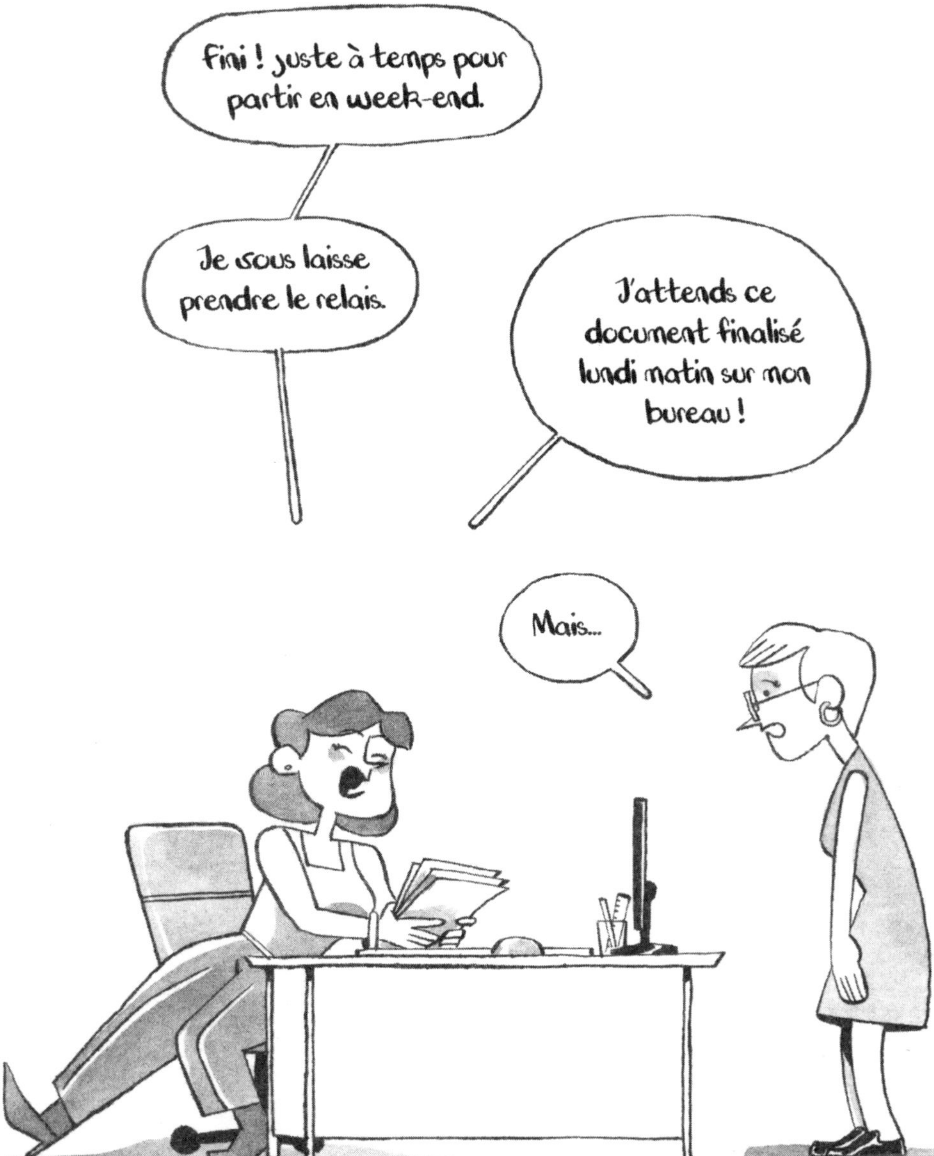
Fini ! juste à temps pour partir en week-end.
Je vous laisse prendre le relais.
J'attends ce document finalisé lundi matin sur mon bureau !
Mais...

Isoler, humilier, affaiblir... : les différents visages du harcèlement

La définition juridique reste cependant assez vague quand il s'agit de définir le type d'agissements relevant du harcèlement moral. C'est d'ailleurs souvent le cas avec les lois car, trop précises, elles risqueraient d'exclure certaines situations. Schématiquement, on distingue différents types de harcèlement moral.

Agissements qui portent atteinte aux conditions de travail	Agissements qui isolent la personne
Consignes impossibles à exécuter Consignes contradictoires Sursollicitations, surcharge de travail Décisions constamment mises en doute Management agressif Non-respect des préconisations du médecin du travail	Couper systématiquement la parole à la personne Refuser de lui parler directement Ignorer sa présence Ne jamais lui donner la parole en réunion Ne pas la convier aux réunions La déplacer dans un autre bureau, dans une pièce isolée La priver de ses outils de travail
Agissements qui atteignent la personne dans sa dignité	**Violences verbales, physiques ou sexuelles**
Rumeurs Moqueries Tâches dévalorisantes Humiliations en public, propos dégradants, déplacés Critiques systématiques et injustifiées Avertissements infondés Pressions disciplinaires non justifiées	Bousculades Hurlements Propos blessants Menaces

À noter : un acte isolé ne suffit pas, c'est l'effet cumulatif qui constitue au final l'agression. Le plus souvent, la victime est harcelée par un supérieur hiérarchique, mais le harcèlement entre collègues existe également. Il y a même des cas, plus rares il est vrai, de harcèlement « remontant » : un subordonné harcèle un supérieur hiérarchique, par exemple en lançant des rumeurs, en refusant de lui adresser la parole. Tout est possible...

Harcèlement moral en télétravail : oui, ça existe !

La distanciation n'écarte pas le risque de harcèlement moral, bien au contraire. Le travail à distance entraîne des dérives, notamment managériales, facilitées par les technologies numériques et la gestion à distance. Habitués à la culture du présentéisme, mal préparés au télétravail, certains managers ont en effet pu avoir tendance à exercer une pression et un contrôle exagéré sur leurs collaborateurs. De son côté, le télétravailleur, isolé, se sent souvent incapable de refuser les sollicitations répétées et insistantes de son manager, de nouvelles tâches, une surcharge de travail. D'autres salariés, au contraire, se sont retrouvés livrés à eux-mêmes, voire totalement abandonnés par leur hiérarchie. Une sorte de mise au placard… mais à la maison ! Reste après à savoir si ces faits relèvent réellement du harcèlement moral tel que défini par la loi. Pour cela, le mieux est d'en parler à ses collègues, au médecin du travail, à son CSE.

Les quatre profils de harceleurs

Qui est le harceleur ? Quelles sont ses motivations ? L'Observatoire du dialogue social (ODIS) et l'UNSA (Union nationale des syndicats autonomes) ont élaboré une typologie du harceleur. Des portraits-robots toujours bons à connaître pour savoir détecter l'ennemi !

Le harceleur régulé

Il agit sous l'impulsion d'une équipe dirigeante qui, par désorganisation par exemple, génère une malveillance non voulue ou, plus grave, crée volontairement un climat pervers. Le harcèlement moral peut être organisé à l'encontre d'un ou de plusieurs salariés, précisément désignés, afin de les pousser vers la sortie… en contournant les procédures légales de licenciement. C'est le profil le plus complexe à éradiquer, puisque c'est toute l'organisation qu'il faut changer.

Le harceleur pervers

Là, il n'est pas question de culture d'entreprise, mais bien de personnalité. C'est le profil typique : un despote qui, sous un air bravache, cache souvent un profond complexe d'infériorité. Dénué d'empathie, il ne connaît que l'hostilité et les rapports de force. La seule solution : l'exclure de l'entreprise.

Le harceleur carriériste

Il a une seule préoccupation, sa carrière, et gare à ceux qui se mettent sur son chemin ! Pour lui, tous les moyens sont bons pour prendre encore plus de pouvoir. Il n'hésite pas, par exemple, à faire de la rétention voulue d'informations pour évincer ses rivaux. À son n+1, à la direction ou à la DRH de le recadrer.

Le harceleur sous-dimensionné

On ne s'en méfie pas puisqu'il est pétri de bonnes intentions. Le souci : les relations humaines, ce n'est pas son fort. Il compense son incompétence avec des pratiques managériales inadaptées : objectifs trop élevés, impossibilité à déléguer, etc. L'entreprise doit soit le former au management, soit le réorienter vers un poste où les relations humaines seront moins centrales.

Victime de harcèlement moral ? Les étapes à suivre

Faire valoir ses droits quand on est victime de harcèlement moral ressemble à un véritable parcours du combattant, d'autant qu'on est fragilisé par la situation. Cette démarche est pourtant essentielle. Primo, pour faire reconnaître son statut de victime, un pas important pour retrouver dignité et confiance en soi. Secundo, pour empêcher le harceleur de nuire à nouveau. Tertio, pour faire changer les mentalités et faire en sorte que les agissements de ce type ne soient plus banalisés. Conseils et marche à suivre avec maître Laetitia Goarant, avocate spécialisée en droit du travail.

- **En parler** : surtout, ne restez pas dans le silence. Commencez par dresser un historique des faits précis et répétés que vous avez subi, et parlez-en avec vos collègues. Cela vous permettra de prendre du recul et d'avoir un regard extérieur.
- **Avertir son employeur** : informez votre employeur de la situation par lettre recommandée (éventuellement, une lettre d'avocat) avec accusé de réception, en lui rappelant son obligation de sécurité. Dès lors qu'il est informé, il est tenu d'engager une enquête interne et, si celle-ci confirme les faits de harcèlement, de les faire cesser puis d'engager une procédure disciplinaire à l'encontre de leur auteur. Bien sûr, si le patron est le harceleur, l'affaire est plus délicate…
- **Consulter un avocat spécialisé en droit du travail** : si, malgré ces démarches, la situation perdure, se faire guider par un avocat est fortement conseillé. « Tout d'abord pour s'assurer que l'on est bien victime de harcèlement moral », explique maître Laetitia Goarant. Un abus de dénonciation fondé sur des faits inexistants pourrait vous coûter un licenciement pour faute grave. « Parfois au contraire, la personne est tellement anéantie que nous sommes là pour l'aider à prendre du recul et lui faire prendre conscience que ce qu'elle vit n'est autre que du harcèlement moral. » Sur le plan « technique » enfin, l'aide d'un avocat est précieuse afin de constituer le dossier pour porter l'affaire devant les tribunaux. « Deux voies sont alors possibles : la voie pénale ou la voie civile, c'est-à-dire le conseil de prud'hommes, explique l'avocate. L'intérêt de saisir le conseil de prud'hommes, c'est que le salarié peut aussi contester tout ce qui relève de l'existence ou de la rupture de son contrat de travail. Il peut, par exemple, avoir été licencié pour inaptitude, or cette inaptitude

est la conséquence des actes de harcèlement. Dans ce cas, le salarié sera indemnisé au titre du harcèlement subi, ainsi que pour un licenciement considéré comme abusif, ce que ne fait pas le tribunal correctionnel. Au pénal, l'ordre public est en jeu, avec de possibles peines d'emprisonnement, aussi le doute profite à l'accusé. »

- **Consulter son médecin du travail** : même s'il n'est pas qualifié juridiquement pour vous déclarer inapte pour raisons de harcèlement moral, le médecin du travail a tout de même un rôle à jouer. En décrivant votre situation à votre médecin, et les conséquences sur votre état de santé physique et/ou psychologique, votre dossier sera consolidé par une preuve supplémentaire.
- **Alerter les différents interlocuteurs au sein de l'entreprise** : délégués du personnel, délégués syndicaux, comité social et économique (CSE), inspection du travail... ils sont également là pour défendre vos droits.
- **Constituer un solide dossier** : en matière de harcèlement moral, le dossier est le nerf de la guerre. « Pour statuer, le conseil de prud'hommes va soigneusement étudier ce que l'on nomme le "faisceau d'indices". Il s'agit donc de réunir tous les éléments prouvant le harcèlement et ses conséquences sur la santé physique et/ou psychique », explique l'avocate. Il peut s'agir de témoignages écrits de conversations ou de situations caractérisant le harcèlement moral, d'attestations de collègues de travail, de mails, de SMS, de plannings, d'évaluations et d'autres éléments qui mettent en lumière une pression démesurée, des ordres et des contre-ordres, un certificat médical ou une attestation du médecin du travail et/ou du médecin traitant attestant de l'altération de votre état de santé, physique et/ou mental, la copie de l'ordonnance d'antidépresseurs ou d'anxiolytiques, etc. « Attention, les enregistrements audio ou vidéo ne sont pas recevables comme preuves, car illégaux, précise l'avocate. Les témoignages des collègues sont souvent difficiles à obtenir car, même si la loi les protège, la peur des représailles est là. Heureusement, l'effet de groupe fonctionne parfois, et les langues se délient. Pensez également à solliciter d'anciens collègues témoins dans le passé de faits de harcèlement », recommande l'avocate.

Orange : un cas d'école de harcèlement institutionnel

Une décision importante a été rendue par le tribunal correctionnel de Paris en décembre 2019, concernant la vague de suicides chez France Télécom, devenue Orange dans les années 2000. Non seulement la société a été condamnée, mais ses dirigeants l'ont aussi été à titre personnel, avec des peines d'emprisonnement, pour avoir mis en place une politique de réduction des effectifs à marche forcée, considérée comme violente (10 000 mutations et 22 000 départs prévus sur trois ans, soit le quart des salariés). Le tribunal a retenu qu'ils avaient mis en place « un plan concerté dégradant les conditions de travail des agents afin d'accélérer leur départ. Cette politique créant un climat anxiogène. » Orange n'a pas fait appel, mais l'ex-PDG l'a fait pour sa condamnation personnelle. Le procès est en cours. À suivre... Pour notre avocate, cette décision est importante à plusieurs égards.

- Le harcèlement se définit par ses conséquences sur le salarié, il n'y a donc pas de définition des agissements considérés comme harcelants. Le juge est libre de qualifier tel ou tel acte en harcèlement, d'où l'importance de faire appel à un avocat pour constituer un dossier solide.
- Ici, le harcèlement institutionnel est reconnu, avec des méthodes de management harcelantes (pression, reproches, incitations au départ, comportements vexatoires...), et ce à grande échelle puisque c'est toute l'entreprise qui est concernée. Une première en matière juridique !
- Ce jugement se voulait exemplaire pour inciter les entreprises à faire de la prévention, car l'employeur a une obligation de sécurité pour préserver la santé de ses salariés, notamment contre le harcèlement et les RPS. S'il prouve qu'il a tout mis en œuvre pour protéger ses salariés, il ne peut pas être condamné pour harcèlement.

TÉMOIN ? ON AGIT !

Face à des actes de harcèlement moral, il est tentant — et c'est dans la nature humaine — d'adopter la politique de l'autruche. On baisse les yeux, on se tait et on laisse faire... Mais qui ne dit mot consent : notre silence fait de nous des participants passifs au harcèlement moral. Pire : il renforce le harceleur dans sa position. Il est important de faire face ensemble au harceleur — la loi est de votre côté —, pour le bien de la victime, pour celui de l'entreprise et pour vous car, lorsque le harcelé finit par craquer, le harceleur choisit bien souvent une nouvelle proie...

LE BURN-OUT : QUAND LE TRAVAIL CONSUME

« J'ai fait un mini-burn-out », « Je suis au bord du burn-out »... : comme le stress, le terme burn-out est entré dans le langage courant. Si l'expression est dévoyée, la pathologie — à bien différencier du stress, d'une grande fatigue ou de la dépression — gagne pourtant bel et bien du terrain. Chaque année, 3 millions de Français seraient concernés. Hommes, femmes, jeunes et moins jeunes, toutes professions confondues : personne n'est à l'abri du burn-out. Tout le monde peut se « cramer au boulot », y compris les médecins, j'en suis témoin... Aussi, mieux vaut savoir à qui l'on a affaire pour débusquer l'ennemi au plus tôt. Avant que le corps ne se consume littéralement, il envoie toujours des signes de surchauffe.

AUTOTEST AI-JE UN PROFIL À RISQUE DE BURN-OUT

- ☐ Je suis volontaire, enthousiaste, dévoué(e) dans mon travail. On peut me faire confiance les yeux fermés.
- ☐ Je suis ambitieux(se).
- ☐ Je suis un peu control freak : contrôler à la virgule près me rassure.
- ☐ Je suis perfectionniste, je me fixe la barre très haut et suis rarement satisfait(e).
- ☐ Je suis celui ou celle à qui on peut tout demander, et qui dit toujours oui !
- ☐ Je déteste les conflits, je préfère arrondir les angles ; on m'apprécie (et on fait souvent appel à moi) pour cela.

Tout le monde peut être touché par le burn-out, mais il existe certains profils plus à risque. Si vous avez coché plus de 3 de ces propositions, attention...

Suis-je à risque de burn-out ?

- ☐ Le matin, quand je me lève, je me sens encore fatigué(e).
- ☐ Je suis moins efficace au travail, j'ai du mal à me concentrer, je mets plus de temps à faire les mêmes tâches.
- ☐ Je suis très irritable, facilement agacé(e).
- ☐ Les situations du quotidien me semblent de plus en plus complexes à surmonter.
- ☐ Au travail, je me sens frustré(e), pas assez reconnu(e).

- ☐ Je me sens en situation d'échec, comme une personne sans grande valeur.
- ☐ J'ai du mal à être attentif(ve) à ma famille, à mes amis, à mes collègues.
- ☐ J'ai du mal à prendre soin de moi (à m'habiller, à me maquiller, à me raser, etc.).
- ☐ Je souris et je ris de moins en moins.
- ☐ J'ai envie de partir très loin, de ne plus avoir de responsabilités, de ne voir personne.

Si vous cochez plus de trois propositions, vous êtes peut-être à risque de burn-out. N'hésitez pas à faire le point et à en parler à votre médecin. Pour détecter le burn-out et mesurer son intensité, il existe différents questionnaires scientifiques. Le Maslach Burnout Inventory (MBI), mis au point en 1981, se décline en deux versions : une pour les populations spécifiques (les professions d'aide et de soins, les professions de l'enseignement et de la formation) et une version pour la population générale. D'autres furent créés depuis, comme le Copenhagen Burnout Inventory (CBI), le Burnout Measure ou encore l'Oldenburg Burnout Inventory. Mais il s'agit davantage de grilles de lecture pour les professionnels de santé, ces questionnaires n'ayant pas vocation à être utilisés à titre individuel. Différents sites proposent des questionnaires pour auto-évaluer son risque de burn-out : testmyburnout.com, noburnout.ch. Ce peut être un premier pas pour prendre conscience d'un éventuel problème.

Bien plus qu'une fatigue, autre chose qu'une dépression

À force d'employer « burn-out » à tort et à travers, on a perdu le sens de ce terme. Le vrai. Les spécialistes s'y perdent aussi : il existe en effet de multiples définitions, aucune ne faisant véritablement consensus ! Puisqu'il faut bien en choisir une, ce sera celle-ci, reprise par la Haute Autorité de santé (HAS) : un « épuisement physique, émotionnel et mental qui résulte d'un investissement prolongé dans des situations de travail exigeantes sur le plan émotionnel[3] ». Pour commencer, on retiendra donc ce que n'est pas le burn-out…

- Ça n'est pas un état de fatigue passager auquel on peut répondre par du sommeil, du repos, des vacances. C'est un état de profond épuisement.
- Ça n'est pas une dépression, ni même une « dépression du travail », même si certains symptômes peuvent y faire penser. Le burn-out est directement lié au travail, contrairement à la dépression, qui peut avoir une multitude de causes. Il s'exprime en premier lieu dans la sphère professionnelle, avant, éventuellement, de déborder vers la sphère personnelle, tandis que la dépression s'étend à tous les aspects de la vie. Cela étant, un burn-out peut mener à une dépression.

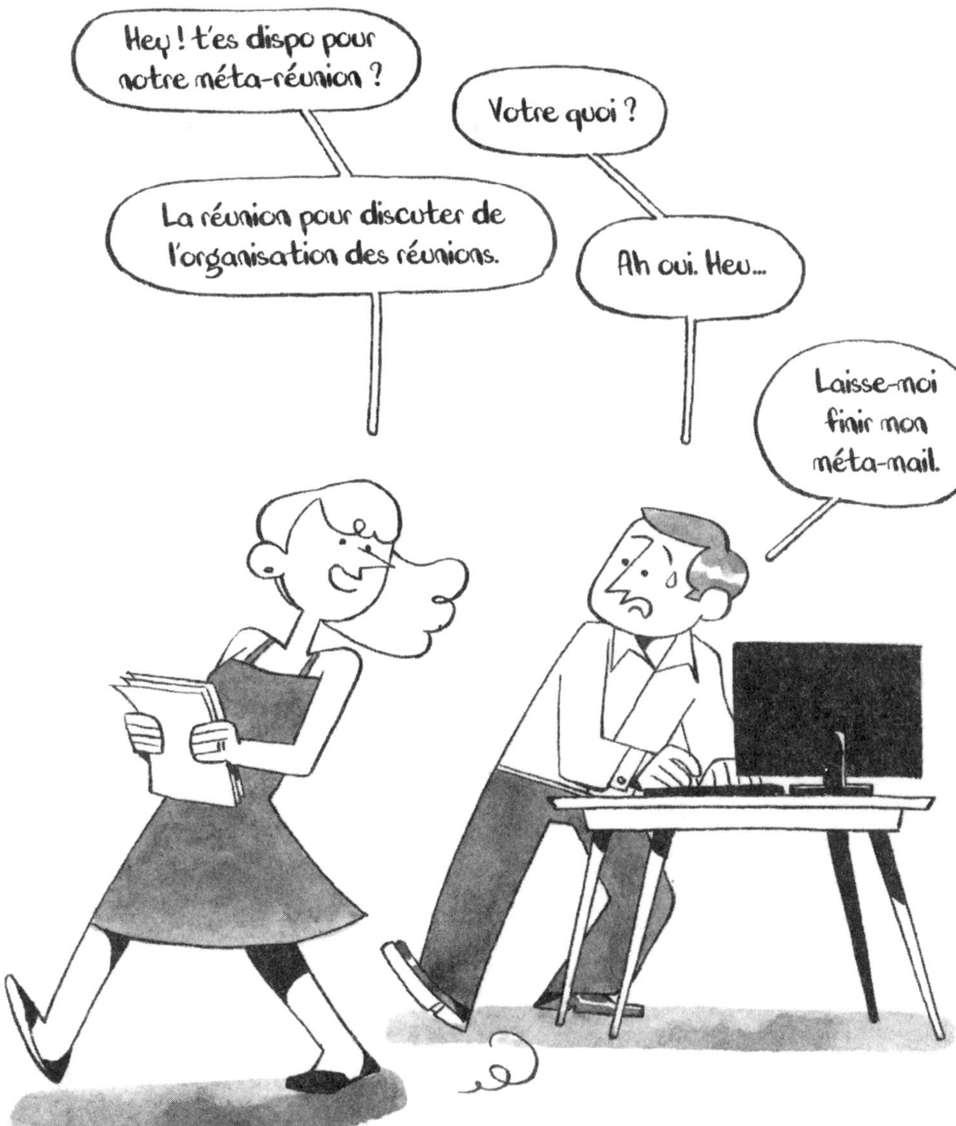
Hey ! t'es dispo pour notre méta-réunion ?
La réunion pour discuter de l'organisation des réunions.
Votre quoi ?
Ah oui. Heu...
Laisse-moi finir mon méta-mail.

- Ça n'est pas l'expression d'une faiblesse, bien au contraire puisqu'il est le fait d'un surinvestissement prolongé. Avant de sombrer, le « burnie », comme on surnomme celui qui est atteint de burn-out, a fait preuve d'une endurance physique et psychique qui lui a largement fait repousser ses limites. Et c'est bien là le problème !

QUE DIT LA LOI ?

En 2019, l'OMS a reconnu le burn-out comme étant un phénomène lié au travail, et plus précisément comme « un syndrome résultant d'un stress chronique au travail qui n'a pas été géré avec succès ». Pour autant, le burn-out n'est pas reconnu comme maladie professionnelle. En 2018, l'Assemblée nationale a rejeté une proposition de loi visant à cette reconnaissance. Il faut dire que l'enjeu financier est de taille. Au cœur du débat se trouve également le diagnostic du burn-out, considéré aujourd'hui comme un syndrome (un ensemble de signes, de symptômes) et non une maladie, ce qui rend son diagnostic difficile. À noter : il existe un système dit « complémentaire » permettant une reconnaissance, au cas par cas, du burn-out comme maladie professionnelle, via le comité régional de reconnaissance des maladies professionnelles (CRRMP). Néanmoins, cela relève du parcours du combattant, et quelques centaines de dossiers seulement voient une issue positive chaque année.

La triade du burn-out

Cet état d'épuisement physique, psychique et émotionnel mène petit à petit à un « processus de dégradation du rapport subjectif au travail », comme disent les spécialistes. Christina Maslach, psychologue qui a beaucoup fait avancer la compréhension du burn-out, l'a ainsi décrit comme un processus à trois composantes ou, si vous préférez, un monstre à trois têtes.

1. L'épuisement physique, psychique et émotionnel : on se sent vide de l'intérieur, plus assez fort ni motivé pour affronter chaque journée. Les périodes de repos ne suffisent plus à éponger cette fatigue qui devient alors chronique.

   Warning si vous vous dites fréquemment : « Tout me paraît une montagne », « Je n'y arrive plus »...

2. Une « déshumanisation » et une dépersonnalisation : on devient cynique par rapport à son travail, fataliste, sceptique quant à son utilité. Comme anesthésié, on se détache des gens et des situations.

   Warning si vous vous dites fréquemment : « À quoi bon, ça ne sert à rien », « Plus rien ne m'intéresse »...

3. Un faible accomplissement personnel et une moindre efficacité au travail : le travail n'est plus source d'épanouissement personnel, on est moins productif, moins créatif. On se sent inefficace, plus à la hauteur de son poste.

   Warning si vous vous dites fréquemment : « Je me sens nul(le) », « J'ai raté ma vie »...

UN VRAI RISQUE POUR LA SANTÉ

Le burn-out est une réelle menace pour la santé : manque de sommeil, stress chronique (avec tous les méfaits qu'on lui connaît), profonde crise personnelle difficile à vivre... Selon une étude[4] française, travailler plus de dix heures d'affilée chaque jour pendant au moins cinquante jours par an serait lié à un risque accru d'AVC.

La faute à qui, à quoi ?

Pas seulement au travailleur, c'est certain ! Les causes sont multifactorielles : certaines sont internes (elles dépendent de la personne), d'autres externes (elles sont inhérentes à son environnement, en l'occurrence ici l'organisation du travail). Il y a toujours les deux, à des échelles différentes selon les individus. Au niveau individuel, il y a un fort engagement dans le travail, certains idéaux et des exigences, l'importance primordiale du travail dans la vie et dans l'identité de l'individu. À cela s'ajoutent un monde du travail devenu froid, hostile et exigeant (on retrouve ici nos facteurs de risques psychosociaux), et une société où tout s'accélère et où l'épanouissement personnel doit passer par la réussite professionnelle. Vous obtenez alors un cocktail explosif pouvant conduire au bord de l'épuisement, voire dans le précipice.

Quand le corps lâche

Dans les cas les plus extrêmes, le corps lâche un jour. Après le « burn » vient le « out » : l'organisme a atteint son point de rupture, il dit stop. Le barrage s'écroule, la corde se rompt, et le fracas est d'autant plus puissant que la tension, longtemps maintenue, est grande. Certaines personnes vont ne plus pouvoir se lever, littéralement, et avoir envie de dormir durant des jours. D'autres vont tomber dans une sorte de mutisme ou un trou noir, se sentir paralysées dans leur voiture ou incapables de comprendre quoique ce soit lors d'une réunion. Beaucoup parlent d'un tsunami qui emporte tout sur son passage. Pourtant, des signes avant-coureurs pouvaient laisser présager cet écroulement soudain...

LE DÉCRYPTAGE DE L'EXPERTE

Catherine Vasey

psychologue spécialisée dans le burn-out, auteure de *la Boîte à outils de votre santé au travail* (Dunod 2020) et de *Comment rester vivant au travail* (Dunod 2020), fondatrice du site www.noburnout.ch

« La victime de burn-out présente souvent un profil fort. »

Qu'est-ce que le burn-out ?

Catherine Vasey : Le burn-out est la conséquence d'un stress chronique et d'un manque de récupération par rapport à ce stress. Le stress est comme une pédale d'accélérateur : normalement, on doit freiner après, sans cela le corps se met en surrégime et l'organisme s'épuise à petit feu. En cas de burn-out, il y a une atteinte physique de notre système nerveux autonome : ni l'accélérateur ni le frein ne fonctionnent plus. La personne dort moins bien, elle est moins efficace au travail et va donc compenser en travaillant toujours plus. Elle compte sur ses capacités (comme elle l'a toujours fait) pour surmonter ses difficultés. Plus on avance dans ce processus, plus cela devient épuisant pour le corps et moins il parvient à récupérer.

Certaines personnes sont-elles plus à risque ?

C.V. : Depuis vingt ans que j'accompagne des personnes victimes de burn-out, j'ai pu constater qu'elles avaient presque toutes le même profil, à savoir un profil fort. Ce sont des personnes qui gèrent habituellement très bien le stress, des personnes engagées dans le travail, sur qui l'on peut compter. Ce sont des piliers dans l'entreprise. Leur devise : « La difficulté me rend plus fort. » Cela paraît logique puisque, pour s'épuiser au travail, il faut y être engagé.

Certaines professions ou certains milieux sont-ils plus touchés que d'autres ?

C.V. : Lorsqu'on a commencé à conceptualiser le burn-out dans les années 1970 aux États-Unis, on le cantonnait principalement aux professions d'aide, les professionnels de santé par exemple. On parlait alors de « maladie de l'idéalité » : on s'épuise au travail en raison d'idéaux irréalistes. Aujourd'hui cependant, on se rend compte que la souffrance au travail touche toutes les professions. Simplement, certains milieux — l'enseignement, la police, les professionnels de santé… — sont davantage visibles, notamment grâce à des syndicats très actifs.

La vie privée joue-t-elle un rôle dans le burn-out ?

C.V. : Normalement, la vie privée permet de se ressourcer, de récupérer. Physiquement, bien sûr, mais aussi psychologiquement, avec des choses qui font du bien : le couple, les enfants, les amis, les loisirs. Dans ce cas, la sphère privée est un élément de résistance et de protection, qui va venir compenser l'usure due au stress chronique. Bien évidemment, si la personne rencontre des difficultés dans sa vie personnelle, cela va lui ajouter du stress. C'est un cercle vicieux car, en cas de stress chronique, le travail envahit petit à petit la vie privée, nous empêchant de profiter de choses qui nous aident à nous ressourcer.

L'hyperconnexion a-t-elle une part de responsabilité dans l'augmentation du burn-out ?

C.V. : Les nouvelles technologies modifient notre façon de travailler. Nous sommes sans cesse interrompus par des mails, des SMS, des notifications, tout en devant poursuivre nos tâches habituelles. Elles impliquent également une exigence de réactivité : on doit répondre dans les quinze minutes, sinon on risque d'être soupçonné de ne pas travailler… Tout cela contribue évidemment au stress chronique. Par ailleurs, avec les outils numériques, nous avons notre bureau dans notre poche. Il devient alors difficile de se couper de son travail afin de vivre pleinement notre vie privée, et donc de nous ressourcer pour contrebalancer ce qui nous use au travail.

Vous mentionnez également la sédentarité comme facteur de risque « moderne » du burn-out.

C.V. : Le mécanisme physiologique du stress, qui est rappelons-le une réaction de survie face à un danger, nous prépare à une action physique. Or, dans nos professions aujourd'hui, nous restons assis huit heures d'affilée et, pour ceux qui télétravaillent, il n'y a même plus le trajet domicile-bureau. C'est comme une cocotte-minute sans soupape de sécurité : si on ne lâche pas la pression, on risque d'exploser. C'est là que l'activité physique est indispensable, car c'est une porte de sortie pour décharger ses tensions physiques.

Le télétravail peut-il être un facteur de risque de burn-out ?

C.V. : L'isolement du télétravail peut avoir de graves conséquences sur la santé des travailleurs en raison de la perte des moments informels de soutien humain, du manque de reconnaissance. Il est aussi beaucoup plus difficile de digérer les émotions ou de relativiser les situations tendues avec un collègue… De nombreux professionnels perdent la motivation principale de leur travail, qui est la collaboration et les échanges humains. De plus, dans l'incertitude d'une crise, il est d'autant plus important de se sentir soutenu et d'appartenir à une équipe ou à un groupe de professionnels. Nous voyons actuellement de plus en plus de travailleurs épuisés : partis pour un « sprint » dans l'urgence du premier confinement, ils se sont retrouvés dans un long marathon extrêmement usant. L'atteinte à la santé des travailleurs est grave après une année de chaos et d'instabilité sans savoir quand cette crise se terminera.

Comment rétablir un bon équilibre ?

C.V. : C'est là tout l'objet de la prévention du burn-out à l'échelle individuelle. Il n'est pas possible, pour le travailleur, d'éliminer tout ce qui est « usant » dans le travail. On ne peut qu'alerter sa hiérarchie sur les conditions de travail, guère plus. En revanche, il est possible d'agir sur nos ressources. Là est notre principale marge de manœuvre : développer ce qui nous redonne de l'énergie, ce qui nous motive, aussi bien dans le domaine professionnel (challenges motivants, bonne ambiance d'équipe, satisfaction au travail, sens et utilité de ce que l'on fait) que personnel (loisirs, amis, famille, sport, etc.).

Ne doit-on pas également mener une réflexion sur la place que l'on accorde à son travail ?

C.V. Il est essentiel de ne pas se cantonner à son rôle professionnel. Notre travail ne nous définit pas. Nous sommes aussi conjoints, parents, enfants, amis, etc. Par ailleurs, il devient de plus en plus compliqué d'avoir des critères de satisfaction au travail, de ceux qui nous permettent de nous dire à la fin de la journée : « J'ai bien travaillé. » À chacun donc de construire en conscience ses propres critères de satisfaction, en mettant en avant ce qui ressource et motive. Il faut déplacer le curseur. Une journée de travail réussie est une journée où l'on a fait des pauses pour se préserver, où l'on a fait des rencontres humaines intéressantes, où l'on s'est ressourcé dans le parc le midi, où l'on a, le soir, encore de l'énergie pour sa vie privée, etc. Il faut sortir des critères de satisfaction basés sur la performance, ce système qui, entre nous soit dit, est hérité de l'enfance et de l'école !

Warning !

Le burn-out n'arrive pas du jour au lendemain, c'est un processus qui évolue lentement. Entre « être à risque de burn-out » et « être en burn-out », il y a une différence, et c'est là que se situe notre marge de manœuvre. Pour peu que l'on soit attentif aux signaux qu'envoie le corps, on a le temps d'entrevoir le précipice vers lequel on se dirige tout droit si l'on ne cesse de courir… Au total, pas moins de 132 symptômes ont été recensés. En voici quelques-uns. Vous cochez plusieurs cases ? Attention, à trop tirer sur la corde, elle risque de se rompre.

Les signes à garder à l'œil			
Émotionnels et relationnels	**Physiques**	**Cognitifs**	**Motivationnels**
Anxiété Tristesse Manque d'entrain Irritabilité Absence d'émotion Repli sur soi Agressivité Diminution de l'empathie Ressentiment et hostilité à l'égard des collaborateurs Comportements addictifs	Fatigue non récupérable Troubles du sommeil Troubles musculo-squelettiques (lombalgies, cervicalgies, etc.) Tensions musculaires diffuses Céphalées Vertiges Troubles de l'appétit Troubles gastro-intestinaux	Troubles de la mémoire Perte d'attention Difficultés à se concentrer Altération des fonctions exécutives	Désengagement progressif Effritement des valeurs associées au travail Doutes sur ses compétences Remise en cause professionnelle

Aveuglement, déni et culpabilité

Le souci, c'est qu'il n'est pas toujours évident de détecter ces signes chez soi. Pris dans une spirale, on travaille toujours plus. On est habitué à repousser ses limites, on se dit que, cette fois aussi, ça passera. Soumis à un flux continu d'informations, notre cerveau n'est plus en mesure de traiter tous les signaux corporels, les émotions. On devient alors comme déconnecté de son corps et sourd aux SOS qu'il tente, sans succès, de nous envoyer pour nous dire qu'on ne le traite pas bien, que son équilibre est en danger. Souvent, la personne passe ainsi par une phase de déni grandement liée à une certaine culpabilité, car le burn-out reste associé à un sentiment d'échec. On a honte de ne pas être à la hauteur, de craquer.

LA BONNE IDÉE

Des entreprises ont mis en place un système de « bienveilleurs ». Après avoir ciblé certains salariés au « potentiel empathie » élevé et présentant une réelle capacité d'écoute, elles les forment pour jouer ce rôle de sentinelle du bien-être. Leur mission : identifier et écouter les collaborateurs présentant des signes de mal-être, et les orienter pour qu'ils se fassent aider. En France, le Dr Philippe Rodet est l'un des fervents acteurs de ce concept, né au Canada. Avec son cabinet Bien-être et Entreprise, il intervient en entreprise pour former ces bienveilleurs, pour leur apprendre à détecter des signes de stress ou de mal-être, à pratiquer une écoute active, mais aussi à se protéger eux-mêmes.

On consulte son doc

Dès que vous sentez que vous n'allez pas bien, ou dès que vos collègues ou vos proches notent des changements dans votre comportement, un seul réflexe : consulter votre médecin traitant. À lui de poser le diagnostic de l'épuisement professionnel après avoir écarté toute autre cause possible. C'est également lui qui prescrira l'arrêt de travail, vivement conseillé en cas de burn-out. Parallèlement, sollicitez un rendez-vous auprès de votre médecin du travail. Parfois, il n'y a même pas le choix : on n'est littéralement plus en mesure de travailler. Cet arrêt de travail peut durer plusieurs mois, selon la sévérité du burn-out.

Les trois étapes pour se relever d'un burn-out

La prise en charge du burn-out suit différentes étapes. Interdiction d'en sauter une, au risque de « brûler » à nouveau.

1. On recharge les batteries

C'est l'urgence : se reposer afin de faire remonter le niveau d'énergie. Durant quelques semaines, on se met en mode « moindre effort » et on se concentre uniquement sur ce qui fait du bien : sommeil, relaxation, sport... On réapprend à bien dormir, à bien manger, à pratiquer une activité physique régulière qui ressource, en somme à prendre soin de soi et à écouter ses besoins sans culpabiliser. Et on oublie son travail, littéralement !

FAITES-VOUS ACCOMPAGNER PAR UN PRO

Le burn-out n'est pas une dépression, aussi on ne saurait trop vous recommander de vous faire accompagner par un professionnel du sujet : psychothérapeute, médecin du travail ou interlocuteur d'une consultation « souffrance au travail » (ces consultations sont présentes partout en France : https://annuaire.souffrance-et-travail.com). Un traitement par antidépresseur n'est pertinent que si le burn-out est accompagné de troubles anxieux ou dépressifs.

---

2. On analyse ce qui s'est passé

Après un incendie, il faut reconstruire, de préférence sur de bonnes fondations. Une fois le niveau d'énergie remonté, il est important de comprendre ce qui s'est passé. Comment en suis-je arrivé là ? Quels signaux auraient pu m'alerter ? À mon niveau, que puis-je modifier pour éviter de me retrouver dans la même situation ? Pour ce travail, il est bon de faire appel à un professionnel, voire à plusieurs : psychologue, psychothérapeute, coach, praticien corporel pour se reconnecter à son corps... Cette réflexion est essentielle pour comprendre les ressorts de cet excès de perfectionnisme, pour ajuster son niveau d'exigence, apprendre à fixer des limites et à dire non, mais également redéfinir ses priorités de vie et identifier ce qui permet de se ressourcer.

LES TCC, POUR MODIFIER SON LOGICIEL DE FONCTIONNEMENT

Les thérapies cognitivo-comportementales (TCC) occupent une place de choix dans le traitement du burn-out. Ces thérapies courtes permettent de développer de nouvelles manières de penser et d'agir, adaptées à la réalité de la situation et non à l'idée que l'on s'en fait à travers ses « lunettes déformantes » (rappelez-vous !). Après une phase d'auto-observation pour détecter ses schémas de pensée, ses croyances dysfonctionnelles et ses automatismes, on apprend petit à petit à les remplacer.

---

3. On prépare son retour au travail

Après un burn-out, retourner au travail fait peur. Puisque le travail nous a brûlés, il est naturel de le craindre. Pourtant, c'est en se confrontant à la situation « dangereuse » que l'on pourra mettre en pratique ses nouveaux modes de fonctionnement, ses mécanismes de protection et ses lieux de ressource, et au besoin les affiner. Le retour au travail permettra également de restaurer notre confiance en nous, qui a été largement ébréchée. Pour cela, il doit être bien préparé. Une visite de préreprise auprès du médecin du travail est prévue. Le cahier des charges du poste peut être réaménagé et l'on peut opter pour un temps partiel, afin de revenir en douceur.

Les garde-fous pour un retour sous haute sécurité

Pour la spécialiste du burn-out Catherine Vasey, le retour au travail fait partie intégrante du processus de guérison ; il est nécessaire de retourner dans des conditions stressantes afin de se réhabiliter, de développer une autre attitude au travail et d'apprendre à se préserver dans un contexte exigeant. Selon la psychologue, il est essentiel de remplir certaines conditions afin d'éviter une rechute :

- être bien préparé au retour au travail (stimulation intellectuelle, plan d'action des changements personnels, stratégie de communication : quoi dire à ma hiérarchie sur mes besoins, quoi dire à mes collègues sur mon absence...) ;
- avoir récupéré un niveau d'énergie suffisant (environ 50 %) ;
- avoir retrouvé un sommeil de qualité ou stabilisé ;
- avoir identifié et mis en place au quotidien des moyens pour se ressourcer et se décharger de son stress ;
- avoir clairement identifié ses signaux d'alerte ;
- au travail, s'être fixé certaines limites ou règles : une vraie pause déjeuner, pas de départ après 18 heures, etc.

Pendant plusieurs mois, il faudra constamment rester attentif à ces différents points, et ajuster les mesures de protection si nécessaire afin de consolider le nouvel équilibre de santé. Souvent, l'évolution est en dents de scie...

Et le travail, on le soigne aussi ?

Le burn-out étant une maladie du travail, l'organisation du travail devrait absolument être questionnée lorsqu'un salarié en est victime. Si les conditions de travail sont toujours les mêmes à son retour, il pourrait replonger, et d'autres travailleurs risqueraient d'être touchés à leur tour. Cette analyse des conditions de travail au niveau individuel et collectif devrait être faite prioritairement avec le médecin du travail, avec l'appui d'une équipe pluridisciplinaire (ergonome, psychologue du travail, etc.). Ça, c'est dans la théorie... Entre nous, les spécialistes du burn-out sont assez unanimes sur le sujet : il est illusoire d'attendre que le travail se soit totalement soigné pour y retourner. Plutôt que de compter sur un changement de l'environnement — un vœu pieu la plupart du temps… —, mieux vaut agir à son niveau, en se forgeant ses propres armes et en prenant du recul. Bien sûr, reste la possibilité de quitter l'entreprise ou encore de changer de voie. Les témoignages de personnes s'étant reconverties professionnellement après un burn-out sont nombreux. Le burn-out est alors le début d'une renaissance…

Mieux vaut prévenir que guérir…

Fondamentalement, le burn-out est la conséquence d'un déséquilibre entre, d'un côté, ce qui use au travail et, de l'autre, ce qui redonne de l'énergie et ressource, aussi bien au niveau professionnel (un travail qui a du sens, une ambiance d'équipe positive, etc.) que dans la vie privée (famille, amis, loisirs, passion…). Pour prévenir le burn-out, ou pour ne pas retomber dedans le cas échéant, il faut donc s'attacher à toujours garder cette subtile et fragile balance à l'équilibre.

Rester à l'écoute de soi

Lorsque l'organisme dépasse ses limites, il envoie des signaux, différents selon les personnes : irritabilité, insomnie, mal au dos, céphalées… Posez-vous alors la question : « Quels sont les signes physiques ou émotionnels qui m'indiquent que je dépasse mes limites ? » Il est essentiel de rester à l'écoute de son corps pour être en mesure de reconnaître ces signes d'alerte, puis d'identifier ses besoins (sommeil, déconnexion, contact avec la nature…) et enfin d'y répondre. Certaines pratiques, comme la méditation, la sophrologie ou le yoga peuvent aider à renouer avec cette conscience de soi. Nous savons de façon innée ce qui est bon pour nous.

Diminuer et agir sur les facteurs de stress et d'usure

Il s'agit là de faire baisser la pression, au niveau individuel, avec la petite marge de manœuvre que l'on a dans son travail. Cela passe par différentes actions…

- Diminuez vos exigences personnelles. Vous êtes perfectionniste, vous mettez la barre très haut ? C'est tout à votre honneur, mais il faut aussi être conscient de vos limites. À la longue, ce n'est pas durable. On vous l'assure : tout se passera bien du moment que vous faites « de votre mieux ».
- Faites des pauses régulières, évitez le multitasking : c'est la base pour éviter que le cerveau n'entre en surchauffe (voir page 138).

- Fixez-vous des garde-fous au niveau des horaires : au moins un ou deux jours par semaine, ne jamais partir après 18 heures par exemple (c'est déjà bien pour commencer).
- Exercez votre droit à la déconnexion le soir et le week-end. C'est dans la loi !
- Planifiez régulièrement des temps de détox digitale sur une journée, un week-end… On se sent un peu démuni au début, voire stressé de rater quelque chose (le fameux FOMO…), mais ça fait vraiment du bien.
- Apprenez à poser des limites, à dire non. Vous êtes déjà sous l'eau ? Expliquez clairement à votre boss que vous n'êtes pas en mesure de prendre en charge ce dossier, au moins pour l'instant.
- Éloignez-vous des personnes toxiques, ces personnes qui se plaignent tout le temps, qui sont négatives, constamment en colère, que ce soit au travail ou dans votre vie personnelle. Elles pillent votre énergie !

Augmenter les lieux de ressource et de récupération d'énergie

De l'autre côté de la balance, on va faire le plein de bonnes choses…

- Identifiez ce qui, dans votre vie, vous redonne de l'énergie (la nature, la musique, une sieste, les amis, etc.) et accordez-vous du temps pour en profiter. Ce n'est pas du luxe, il en va de votre bien-être, voire de votre survie.
- Identifiez vos personnes « ressources » : des personnes avec qui vous pouvez discuter pour prendre du recul, auprès desquelles vous trouvez de la force.
- Faites du sport pour décharger les tensions dues au stress.
- Octroyez-vous une vraie pause déjeuner. Vous êtes en télétravail ? Allez dans votre jardin !
- Pratiquez une méthode de relaxation, celle qui vous convient le mieux : respiration, sophrologie, cohérence cardiaque, méditation…
- Faites régulièrement des bains de nature. N'oubliez pas que la nature est notre premier anxiolytique, gratuit et garanti sans effets secondaires !
- Protégez votre sommeil telle une forteresse gardée (voir page 57) et essayez d'avoir une alimentation équilibrée (moins industrielle, ce sera déjà bien !). On radote un peu, mais l'activité physique et un bon sommeil sont les piliers de la santé.

LE DÉCRYPTAGE DE L'EXPERTE

Bénédicte Costedoat-Lamarque

coach professionnelle et conférencière, fondatrice de Be Change Live, auteure du livre *le Burn-out, une opportunité de transformation intérieure* (L'Harmattan, 2019)

« Comme toute crise, le burn-out peut être une opportunité de transformation. »

Vous-même avez vécu un burn-out…

Bénédicte Costedoat-Lamarque : En effet. Je travaillais dans un grand groupe aéronautique, à un poste à responsabilité avec une charge de travail importante et beaucoup de pression. J'avais le profil type de la victime de burn-out : surinvestie, je croyais en ce que je faisais. J'ai vu le mur arriver, mais je comptais sur mon énergie comme cela avait toujours fonctionné jusqu'à présent. Coach certifiée depuis plusieurs années, je pensais en outre avoir les outils pour surmonter cette situation, mais un jour j'ai explosé en plein vol. J'ai été arrêtée pendant plus d'un an. Parfois, la vie cogne à la mesure du déni…

Avec le recul, vous considérez pourtant ce burn-out comme une opportunité ?

B.C.L. : Même s'il nous plonge dans un véritable chaos intérieur, le burn-out est parfois nécessaire. Je devais vivre cette crise pour regarder les schémas de fonctionnement qui m'avaient menée à une telle situation. Dès l'enfance, chacun se construit pour s'adapter à son environnement : parents, école, société, etc. Ces schémas profondément ancrés peuvent finir par nous désaligner de ce que nous sommes, car nous n'avons plus besoin de certains d'entre eux. Le burn-out est là pour nous faire prendre conscience qu'on a bifurqué de notre chemin. En faisant voler notre armure en éclats, il met la matière intérieure à nu. Que m'apporte mon métier ? Qu'est-ce que je veux apporter à travers lui ? Qu'est-ce qui a vraiment du sens pour moi dans ce que je peux amener au monde ? Le burn-out nous force à ces questionnements…

Est-il possible de faire ce travail seul ?

B.C.L. : Lors d'un burn-out, on est comme dans un marécage, on gesticule, on s'enfonce. Il faut une personne sur la rive pour nous lancer une corde. Il me paraît important de se faire aider par une personne extérieure : un médecin, un thérapeute, un coach, etc. En complément, déployer plusieurs approches complémentaires : thérapie, médecines douces, pratiques corporelles (tai-chi, hypnose, méditation, sophrologie), etc. L'essentiel est de trouver ce qui nous convient.

Que risque-t-on si on ne fait pas ce travail de prise de conscience ?

B.C.L. : La rechute, puisque les mêmes causes produisent les mêmes effets. C'est le cas pour 30 à 40 % des personnes qui ont fait un burn-out. Je l'ai frôlé moi-même. Quelques semaines après être revenue à mon poste, j'ai à nouveau éprouvé des difficultés à marcher, et ce sentiment d'usure… Mais cette fois, j'étais en mesure d'entendre les signaux de mon corps me disant que je n'étais pas à ma place. J'ai démissionné pour créer mon entreprise et retrouver une activité qui avait du sens pour moi, même si cela m'a demandé d'abandonner mon image sociale et mon confort financier.

LE BORE-OUT : MOURIR D'ENNUI AU TRAVAIL

Regarder désespérément l'heure tourner, naviguer sans but sur internet, classer pour la énième fois ses dossiers... Ceux qui l'ont vécu le savent : s'ennuyer au travail est loin d'être une sinécure. L'expression « s'ennuyer à mourir » prend alors tout son sens. Néanmoins, dans une société où le surplus d'activités et le culte de la performance sont valorisés, et dans un contexte économique détérioré, difficile de s'en plaindre. S'éteindre à petit feu est bien moins glorieux que de se brûler au travail... Le bore-out, ou syndrome professionnel d'épuisement par ennui, n'est pourtant pas à prendre à la légère. Véritable pathologie, il peut mener à une grande souffrance.

AUTOTEST ÊTES-VOUS ATTEINT DE BORE-OUT

- ☐ Vous vous ennuyez dans votre travail.
- ☐ Vous vous sentez trop peu sollicité(e).
- ☐ Vous vous occupez de choses privées durant votre travail, ou vous allez souvent sur les réseaux sociaux.
- ☐ Il vous arrive de faire semblant de travailler alors que vous n'avez rien à faire.
- ☐ Vous vous sentez fatigué(e) après une journée de travail, alors que vous n'avez pas fait de choses importantes ou difficiles.
- ☐ Vous faites beaucoup d'heures, alors que vous n'avez pas beaucoup de travail.
- ☐ Vous pourriez faire votre travail beaucoup plus rapidement.
- ☐ Il vous arrive de faire plusieurs fois la même tâche, pour tuer le temps.
- ☐ Vous vous questionnez sur le sens de votre travail, sur son utilité.
- ☐ Votre travail ne permet pas de mettre à profit toutes vos compétences.
- ☐ Vous vous sentez isolé(e) à votre travail.
- ☐ Vous vous dévalorisez.

Vous cochez plus de trois cases ? Attention, le bore-out vous guette peut-être.

Une épidémie d'ennui ?

En 2019, un sondage[5] révèle que 63 % des Français s'ennuient au travail. Parmi eux, 28 % vont même jusqu'à décrire leur travail comme « très ennuyeux ». Cela pourrait prêter à sourire si l'ennui, lorsqu'il s'installe sur la durée, n'était pas un danger pour la santé. Le bore-out (de l'anglais *boredom,* « ennui »), ou syndrome d'épuisement professionnel par l'ennui, est une vraie pathologie. Être en bore-out, c'est être à bout, par manque de travail, de motivation ou de défis professionnels. Un autre terme aussi est apparu il y a quelques années : le brown-out (rapport à un terme en électricité qui désigne une baisse volontaire ou involontaire de l'intensité pour éviter la surchauffe), qui lui concernerait précisément la perte de sens au travail. Mais comment se plaindre de s'ennuyer dans son job alors que certaines personnes croulent sous le travail et que tant de chômeurs en cherchent désespérément ? Pourtant, l'ennui est une plainte légitime, tout simplement parce que l'être humain a besoin de se sentir utile, reconnu. Cela fait partie de ses besoins vitaux. Trois populations seraient particulièrement concernées par le bore-out : les personnes mises au placard, celles qui sont surqualifiées pour leur poste et les jeunes diplômés.

L'ÈRE DES BULLSHIT JOBS

« Des populations entières passent toute leur vie professionnelle à effectuer des tâches dont elles pensent secrètement qu'elles n'ont pas vraiment lieu d'être. » En 2018, l'anthropologue américain — et anarchiste sur les bords — David Graber publiait *Bullshit Jobs: A Theory*[6], un livre-pamphlet décrivant par le menu ces « jobs à la con », vides de sens et dénués d'utilité. Au regard de la crise sanitaire, qui a mis en lumière toutes ces professions essentielles à notre vie, cette réflexion est plus que jamais d'actualité…

Comment sortir du bore-out ?

S'il s'agit d'une « placardisation » relevant, sur le plan juridique, du harcèlement moral, il convient d'en avertir son employeur, sans oublier de rassembler des preuves tangibles. Si la nature des tâches est en cause, il est l'heure de faire le point. Depuis quand cela dure-t-il ? Quelles en sont les causes ? Que puis-je mettre en place pour provoquer un changement positif sur la situation ? Parallèlement, on en parle à sa hiérarchie et aux ressources humaines. L'idée est de trouver la solution pour remettre en adéquation la demande et ses ressources personnelles et attentes. Cela peut passer par un changement de poste, de mission, d'entreprise. La formation peut également donner un nouveau souffle à la carrière. Reste bien sûr la solution de rester à l'affût des offres d'emploi et de démissionner. Certes, l'herbe n'est pas toujours plus verte ailleurs, mais on ne peut le savoir qu'en changeant…

[LE DÉCRYPTAGE DE L'EXPERT]

Clément Poirier

docteur en psychologie et chercheur chez MoodWork, plate-forme dédiée à l'amélioration du bien-être en entreprise

« Le bore-out vient pointer la question du sens du travail. »

Qu'est-ce que le bore-out ?

Clément Poirier : Le bore-out est un épuisement professionnel lié à l'ennui au travail. Comme le burn-out, il n'est pas reconnu comme maladie professionnelle. La notion est assez récente, puisque c'est en 2007 que deux consultants suisses, Rothlin et Werder, l'ont défini comme reposant sur ce triptyque : l'ennui (ou *boredom,* en anglais), le manque de challenge et le manque d'intérêt professionnel. En 2015, d'autres facteurs ont été identifiés par un chercheur, Stock : le manque de sens ressenti par le salarié dans son travail, le manque de perspectives d'évolution. Des recherches ont également mis en avant une dégradation des relations sociales. En cas de bore-out, la personne est isolée, ostracisée. C'est particulièrement vrai dans les cas de « placardisation ». On comprend donc que le bore-out ne tient pas seulement à une faible charge de travail, mais également à ce que ce travail apporte, dans toutes ses dimensions : le besoin de reconnaissance, la recherche de sens, le sentiment d'accomplissement personnel et de compétence, le besoin d'affiliation, de perspectives d'évolution, etc. Le bore-out est un syndrome qui pointe la question du sens donné au travail.

Le phénomène est-il plus fréquent qu'auparavant ?

C.P. : On en parle un peu plus, même si le sujet reste encore tabou, car il est mal vu, socialement, de se plaindre de s'ennuyer au travail. C'est par ailleurs un phénomène peu étudié. L'un des facteurs pouvant expliquer l'ennui au travail est la parcellisation des tâches, qui fait que la personne voit moins l'intérêt final de son travail, son sens global. En favorisant l'isolement et la perte du collectif, le télétravail pourrait aussi contribuer à ce phénomène de bore-out. On n'est plus dans le placard, mais dans son salon…

Comment l'ennui peut-il finir par épuiser ?

C.P. : Le phénomène est plus lent et plus insidieux que le burn-out. Le manque de sollicitations externes fait entrer dans un cercle vicieux menant à la perte de ressources individuelles. On en revient toujours à cette notion clé dans le bien-être au travail, celle de l'équilibre entre la demande et les ressources. En cas de bore-out, la personne a peu de demandes, elle a donc moins de ressources personnelles à mettre dans son travail. Elle va alors tenter d'en trouver, mais en vain. Elle va aussi mettre en place des stratégies comportementales pour pallier cet ennui, car ne rien faire met dans un état de tension. Elle va refaire plusieurs fois la même tâche, traiter des choses personnelles au travail et même parfois surcompenser en arrivant plus tôt et en partant plus tard. Elle est alors en « dissonance cognitive » : elle fait des actions qui ne sont plus en accord avec ses pensées. Cela finit par épuiser l'organisme, avec de réels risques pour la santé physique et mentale : dévalorisation, perte d'estime de soi, stress, dépression, anxiété… Une étude, Bore to Death (« mourir d'ennui »), a même constaté une surmortalité par maladies cardio-vasculaires chez ces personnes épuisées d'ennui.

QUE DIT LA LOI ?

Le bore-out n'est pas reconnu comme maladie professionnelle. Cependant, si l'ennui au travail résulte d'une mise au placard constitutive d'un processus de harcèlement moral, la loi (articles L1152-1 et suivants du code du travail) peut s'appliquer. De plus, en 2020, le « manque d'activité et l'ennui » au travail ont été reconnus par la justice française comme forme de harcèlement moral. Une première qui pourrait bien faire jurisprudence !

La reconversion : la solution ?

Les témoignages de personnes ayant entrepris une reconversion après un burn-out ou un bore-out sont nombreux. Aussi difficiles à vivre soient-elles, ces périodes de crise peuvent en effet agir comme un déclic, salvateur, et être synonymes de renouveau. De par la déshumanisation générée par le télétravail et la distanciation sociale, la crise sanitaire fut aussi pour beaucoup l'occasion de s'interroger sur le sens de leur travail et sur leurs priorités. On veut un travail qui a du sens, davantage en adéquation avec ses valeurs (sociales, écologiques, etc.) et qui permette de mieux allier vie pro et vie perso. En nous faisant cohabiter avec un virus potentiellement mortel, la pandémie nous a fait prendre conscience que nous n'avons qu'une vie ! À ces apprentis reconvertis professionnels s'ajoutent les personnes qui anticipent un éventuel licenciement ou une crise dans leur secteur. Conséquence : les demandes d'accompagnement en matière de reconversion explosent depuis mars 2020.

À la recherche de son ikigai

L'*ikigai,* qu'est-ce que c'est encore que ça ? Du japonais *iki,* « vie », et *gai,* « qui vaut la peine », l'ikigai est une philosophie de vie japonaise qui consiste à trouver un sens à notre vie, un équilibre. En somme, c'est ce qui nous fait nous lever le matin, heureux d'accueillir chaque jour avec le sentiment d'être aligné. Ce serait, avec une bonne hygiène de vie (le fameux régime Okinawa), le secret de la longévité des centenaires de la petite île d'Okinawa. Concrètement, l'ikigai est le point d'union des quatre composantes fondamentales de la vie :

- la passion, ou ce que j'aime faire ;
- la vocation, ou ce pour quoi je suis doué(e) ;
- la mission, ou ce dont le monde a besoin ;
- la profession, ou ce pour quoi je peux être payé(e).

L'IKIGAI

Votre raison d'être

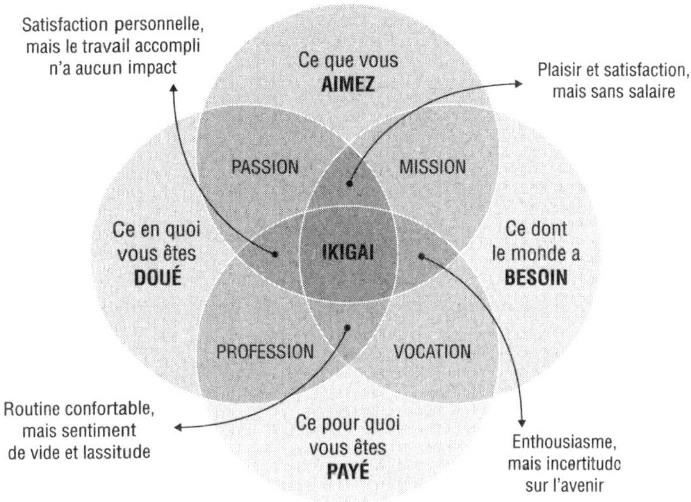

VOTRE EXO

Utopique l'ikigai ? Certains diront oui quand d'autres ont envie d'y croire. Au moins, cela vaut la peine d'y réfléchir ! Bien sûr, un ikigai ne se trouve pas en une journée. Cela demande une véritable réflexion sur soi, et notamment la capacité de se détacher de certaines croyances inculquées par la société (réussir dans la vie, c'est gagner beaucoup d'argent, c'est être reconnu, c'est avoir du pouvoir...). En cas de bore-out, ou tout simplement lorsqu'on ne se sent plus ou pas épanoui dans son travail, il peut être bon de se poser, crayon à la main, afin de répondre à ces quelques questions...

- **Ce que j'aime**

Quels sont mes goûts ? Qu'est-ce que j'aime faire ? Qu'est-ce qui me fait vibrer ? me fait me sentir en vie ?

- **Ce en quoi je suis doué(e)**

Quels sont mes talents ? mes compétences ? Sur quoi me complimente-t-on généralement ? Comment puis-je développer ces qualités ? ces savoir-faire ? Comment puis-je mieux m'en servir et en tirer bénéfice ?

- **Ce dont le monde a besoin**

Que puis-je apporter au monde ?

- **Ce pour quoi je suis payé(e)**

Quelles compétences puis-je monétiser ? Pour quel savoir-faire une entreprise pourrait-elle me rémunérer ? Quel modèle économique est-ce que je pourrais mettre en place ?

Avec mes différentes activités, je pense avoir trouvé mon ikigai. Et vous ?

LE DÉCRYPTAGE DE L'EXPERTE

Marina Bourgeois

dirigeante d'Oser Rêver Sa Carrière, auteure de *Burn-out ; le (me) comprendre & en sortir* (2018), podcast Oser Rêver Sa Carrière

« La reconversion est un procéssus qui demande du temps. »

La reconversion est-elle la clé pour renouer avec un certain bien-être au travail ?

Marina Bourgeois : La reconversion, en elle-même, n'est pas un remède miracle et ne convient pas à tout le monde. Pour qu'elle soit réussie et qu'elle apporte un réel mieux-être, la reconversion doit être mûrement réfléchie et structurée. C'est un processus qui exige du temps, qui demande une véritable introspection, de la maturation, puis un passage à l'action. On se pose des questions essentielles : « Qu'est-ce que je veux ? », « De quoi ai-je envie de me débarrasser ? », « Qu'est-ce qui est non négociable pour moi aujourd'hui ? », « Qu'est-ce qui m'anime dans la vie ? », etc. On commence alors à dessiner l'ossature de son projet pro de façon à s'en rapprocher le plus possible par la suite. On dresse le « cahier des charges » de sa reconversion. C'est une étape importante. Une fois les questions essentielles posées, des pistes se dégagent. Il faut les étudier, rencontrer des professionnels du ou des secteurs convoités, se confronter à la réalité du terrain et voir l'envers du décor afin de prendre, ensuite, une décision en pleine connaissance de cause. Il faut également étudier la faisabilité et la viabilité du projet à l'aune de ses contraintes personnelles, familiales, financières, organisationnelles, etc. Si tout est bien ficelé et que l'on est très clair sur ses aspirations, ses envies et ses non-envies, etc., alors oui, la reconversion sera synonyme de mieux-être.

Comment surmonter la peur qui entoure souvent une reconversion ?

M.B. : Trouver sa voie n'est pas de tout repos. Entre le moment où vous vous dites qu'il faut changer quelque chose dans votre vie et le passage à l'action, vous avez le temps de passer par toutes les émotions : excitation, anxiété, doute, découragement, espoir, soulagement, etc. C'est l'ascenseur émotionnel de la reconversion ! Tous les reconvertis sont passés par là, et tous ont eu peur. Le changement fait peur, c'est bien connu, parce qu'il impose de sortir de sa zone de confort, d'affronter l'inconnu, parce que c'est prendre le risque de perdre sa sécurité (ou son statut, ou son train de vie), de contrarier son entourage, de rompre une loyauté familiale si l'on a été poussé dans une voie par ses parents, de bouleverser l'ordre que l'on croit établi, d'échouer, de prendre la mauvaise décision, etc. En réalité, la peur est une puissante alliée. Elle permet notamment de lever les loups et d'anticiper les obstacles. *In fine*, elle permet de choisir en prenant une décision en pleine connaissance de cause et sans précipitation. Elle est un formidable moteur lorsqu'elle génère l'initiative et l'action, mais peut vite prendre le dessus et devenir votre pire ennemie en vous conduisant à l'immobilisme, voire à la paralysie totale. Il faut parler, échanger et, si besoin est, se faire accompagner par un professionnel de la transition de carrière.

Quels sont les secrets d'une reconversion réussie ?

M.B. : En premier lieu, travailler sur soi pour savoir où l'on en est et ce vers quoi on veut aller, en dépassant ses croyances limitantes (ces pensées profondément ancrées qui nous font croire que, non, nous ne sommes pas capables de faire telle ou telle chose). L'accompagnement par un professionnel est particulièrement utile, surtout si le projet de reconversion intervient après un burn-out, car « chassez le naturel, il revient au galop » ! Il est capital, en pareille hypothèse, de se faire accompagner pour ne pas repartir comme en quarante dans sa nouvelle vie professionnelle et s'épuiser. Bilan de compétences, bilan de carrière, coaching, outplacement (replacement professionnel), ateliers, mais aussi livres, groupes d'échanges en ligne, etc. : il existe aujourd'hui un tas d'outils pour accompagner son changement de cap professionnel. Choisir le bon accompagnement pour soi est le premier pas dans ce processus de réalignement : il s'agit, dès le départ, de s'écouter et d'aller vers (ce) qui est bon pour soi... L'intuition peut alors avoir un grand rôle à jouer ! Ensuite, il faut s'affranchir du regard et du jugement des autres. Cela implique de mettre de côté, le temps de son cheminement, toute personne potentiellement toxique et de prendre appui sur des personnes ressources. Enfin, il faut éviter de mettre la barre trop haut, alors on prend son temps, en procédant par petits pas. On ne gravit pas la montagne de la reconversion d'un coup d'un seul. On grimpe tranquillement, pas à pas, avec patience.

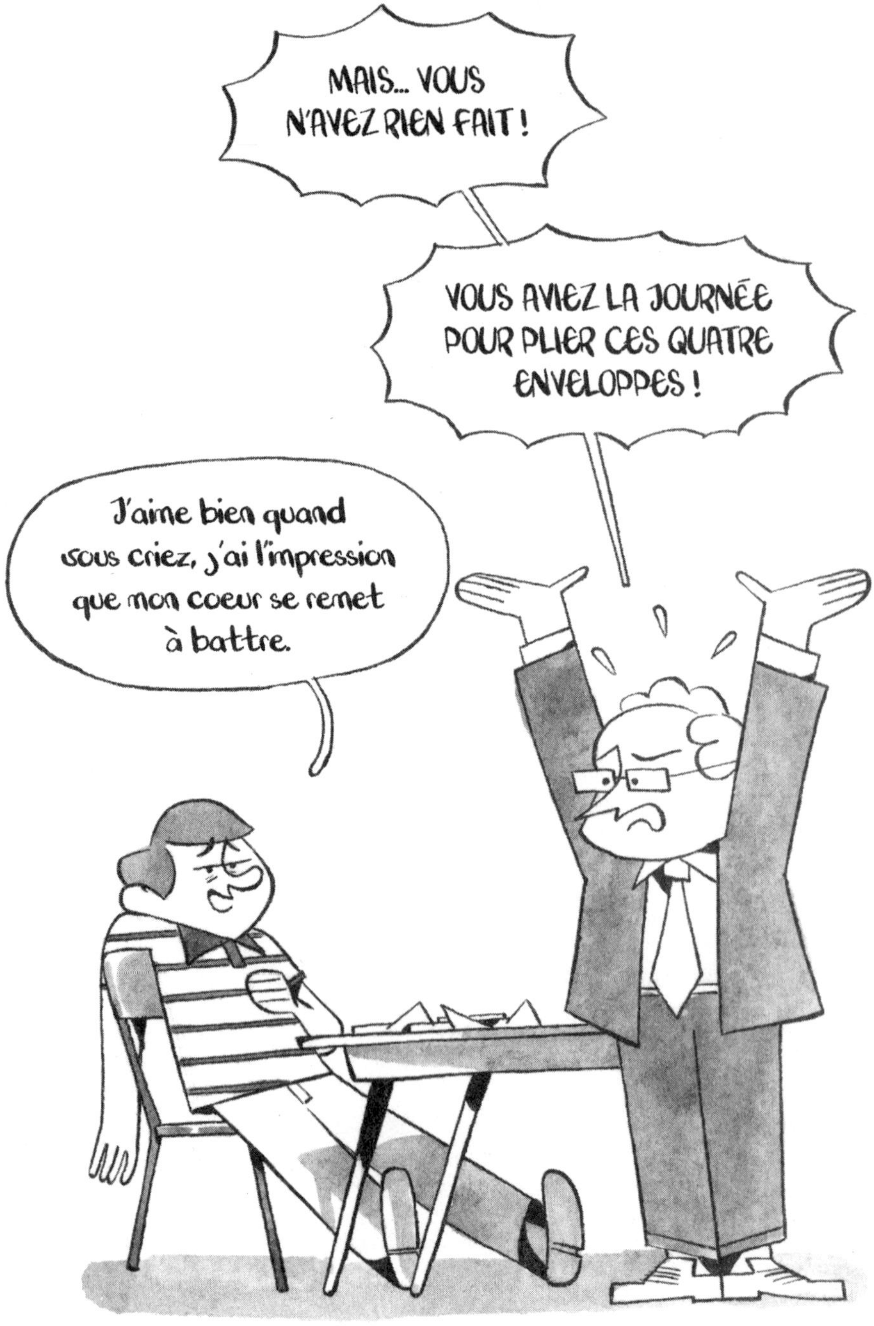
MAIS... VOUS N'AVEZ RIEN FAIT !
VOUS AVIEZ LA JOURNÉE POUR PLIER CES QUATRE ENVELOPPES !
J'aime bien quand vous criez, j'ai l'impression que mon coeur se remet à battre.

CONCLUSION

La santé au travail ? La saison 2020-2021 fut riche en rebondissements, c'est le moins que l'on puisse dire. Quel scénario ! La crise sanitaire, ses confinements 1, 2, 3 (on croise les doigts pour que la série s'arrête là) et son télétravail imposé — et instauré dans l'urgence au petit bonheur la chance — ont soulevé de nombreuses problématiques : la fragilité de la frontière entre vie pro et vie perso, le poids du collectif, le rôle clé du manager en tant que sentinelle du bien-être, la question de la prévention de la santé au travail lorsque celui-ci se fait dans la sphère privée, l'importance de la bienveillance (qui peut vite passer à l'as quand on échange par écrans interposés...), sans oublier les interrogations sur le sens du travail, avec chez certains la survenue d'une crise profonde ayant mené à une reconversion.

En réalité, ce scénario inédit n'a fait que mettre un coup d'accélérateur à une réflexion timidement engagée. Oui, ce fut un peu dans la douleur, mais c'est parfois des situations de crise qu'on tire le meilleur. Par exemple, nous avons vu à quel point il est urgent d'instaurer des règles claires pour un meilleur respect du droit à la déconnexion (inscrit dans la loi, il est vrai, mais dont les contours sont encore assez flous). Nous avons constaté que le télétravail nécessite une véritable préparation en amont et que, s'il peut nous apporter une certaine liberté, il a besoin d'être contrebalancé avec des temps en présentiel pour nous nourrir du collectif. Car oui ! nous sommes des êtres sociaux ! Confinés, nous avons également touché du doigt cette réalité : nous sommes responsables de notre santé au travail. À notre niveau, il est possible de mettre en place des actions pour préserver notre santé. Nous ne pouvons pas attendre des politiques ou de l'entreprise qu'ils fassent tout.

Le monde du travail est un chantier permanent. À l'heure où nous prenons conscience de certaines limites de nos sociétés modernes et où beaucoup d'entre nous s'engagent dans une quête de sens, d'épanouissement, la santé au travail est un enjeu de taille, une question dont nous ne pouvons plus faire l'économie. Il ne s'agit plus de ne pas « souffrir » de son travail, il s'agit d'y être bien. Et si c'était possible ?

BIBLIOGRAPHIE

Ouvrages

Guide du burn-out, Anne Everard, Albin Michel, 2017.

Burn-out ; le (me) comprendre & en sortir, Marina Bourgeois, auto-édité, 2018.

Comment rester vivant au travail ; guide pour sortir du burn-out, Catherine Vasey, Dunod, 2020.

La Boîte à outils de votre santé au travail, Catherine Vasey, Dunod, 2020.

Le Burn out, *une opportunité de transformation intérieure,* Bénédicte Costedoat-Lamarque, L'Harmattan, 2019.

La Contagion émotionnelle, Christophe Haag, Albin Michel, 2019.

Triomphez de la souffrance au travail, Anne-Catherine Sabas, Bussière, 2012.

Le Harcèlement moral, Marie-France Hirigoyen, Pocket, 2018.

La Cohérence cardiaque, Dr David O'Haré, Thierry Souccar, 2e édition, 2019.

Méditer ; 108 leçons de pleine conscience, Jon Kabat-Zinn, Les Arènes, 2e édition, 2014.

Comment devenir un optimiste contagieux, Shawn Achor, Belfond, 2012.

L'Apprentissage du bonheur, Tal Ben-Shahar, Pocket, 2011.

Enfin, je dors bien, Marie-Christine Colinon, Solar, 2020.

Le stress, je gère, Julie Martory, Solar, 2020.

La Bienveillance au travail, Dr Philippe Rodet, Eyrolles, 2019.

Les Quatre Accords toltèques, Don Miguel Ruiz, Jouvence, 2017.

La Magie du rangement au travail, Marie Kondo et Scott Sonenshein, First, 2020.

Le Bore-out ; quand l'ennui au travail rend malade, Dr François Baumann, Josette Lyon, 2016.

La Méthode ikigai, Héctor García et Francesc Miralles, Solar, 2018.

Bullshit Jobs, David Graeber, Les Liens Qui Libèrent, 2018.

Sites institutionnels et associations

www.inrs.fr : Institut national de recherche et de sécurité pour la prévention des accidents du travail et des maladies professionnelles.

www.anact.fr : Agence nationale pour l'amélioration des conditions de travail.

www.legifrance.gouv.fr : textes de loi.

www.ameli.fr : Assurance maladie.

www.santepubliquefrance.fr : Santé publique France.

www.has-sante.fr : Haute Autorité de santé.

https://cmavue.org : AsnaV (Association pour l'amélioration de la vue).

https://ergonomie-self.org : Société d'ergonomie de langue française.

www.kineouestprevention.com : association Kiné ouest prévention.

https://reseau-morphee.fr : réseau de santé consacré à la prise en charge des troubles du sommeil.

www.iedm.asso.fr : Institut européen de diététique et micronutrition.

https://harcelement-france.com : association Le Cap, spécialisée dans le harcèlement moral et sexuel au travail.

www.journee-audition.org : association Journée nationale de l'audition.

https://onaps.fr : Observatoire national de l'activité physique et de la sédentarité.

Autres

www.noburnout.ch : site de Catherine Vasey, sur le burn-out.

www.myhappyjob.fr : un webmag sur le bien-être au travail.

https://moodwork.com/fr/ : solution digitale pour l'amélioration du bien-être au travail.

http://www.oser-rever-sa-carriere.com : cabinet spécialisé en transition, gestion de carrière et épuisement professionnel.

NOTES

Chapitre 1. La santé au travail, de quoi parle-t-on exactement ?

1. Organisation mondiale de la santé.
2. « État psychologique des salariés français, un an de crise Covid-19 », baromètre T6 Empreinte Humaine/OpinionWay, mars 2021.
3. « Perceptions et attentes des salariés pour l'après-confinement », enquête IFOP, en partenariat avec SIACI Saint-Honoré et WittyFit, juin 2020.
4. Andrew J. Oswald, Eugenio Proto and Daniel Sgroi, « Happiness and productivity », *Journal of Labor Economics*, 33 (4). pp. 789-822 (2015).
5. En VO, *the happiness advantage*.
6. Pathogenèse vient du grec *pathein*, « souffrir », et *genesis*, « origine ». Le terme « salutogenèse » est construit de la même façon à partir de *salutis*, « santé ».

Chapitre 2. Bien dans mon job... physiquement

1. Assurance maladie, « L'essentiel 2019 ; santé et sécurité au travail », septembre 2020.
2. *Bulletin épidémiologique hebdomadaire* n° 3, 16 février 2021.
3. Aviroop Biswas, Paul I. Oh, Guy E. Faulkner, Ravi R. Bajaj, Michael A. Silver, Marc S. Mitchell and David A. Alter, « Sedentary Time and Its Association With Risk for Disease Incidence, Mortality, and Hospitalization in Adults: A Systematic Review and Meta-analysis », *Annals of Internal Medicine*, 2015.
4. « The Work Colleague of the Future, A report on the long-term health of office workers », juin 2019, William Highman pour Fellowes.
5. M. Oppezzo, D.L. Schwartz, « Give your ideas some legs: the positive effect of walking on creative thinking », *J Exp Psychol Learn Mem Cogn*, 2014.
6. Elizabeth M. Jenkins, Leah Nicole Nairn, Lauren E. Skelly, Jonathan P. Little, Martin J. Gibala, « Do Stair Climbing Exercise "Snacks" Improve Cardiorespiratory Fitness? » *Applied Physiology, Nutrition and Metabolism*, 2019.
7. J.P. Buckley, A. Hedge, T. Yates et *al.*, « The sedentary office: an expert statement on the growing case for change towards better health and productivity », *British Journal of Sports Medicine*, 2015;49:1357-1362.
8. Baromètre AsnaV 2019.
9. S. Benedetto, V. Drai-Zerbib, M. Pedrotti, G. Tissier, T. Baccino, « E-readers and visual fatigue », *PLoS One*, 2013, Dec 27.
10. https://reseau-morphee.fr/wp-content/uploads/dlm_uploads/2016/11/Epworth.pdf
11. Baromètre de Santé publique France, 2017.

12. American Academy of Sleep Medicine, « Social jet lag is associated with worse mood, poorer health and heart disease: Delaying your sleep schedule on weekends has health consequences », *ScienceDaily*, 5 June 2017.
13. M.K. Scullin, M.L. Krueger, H.K. Ballard, N. Pruett, D.L. Bliwise, « The effects of bedtime writing on difficulty falling asleep: A polysomnographic study comparing to-do lists and completed activity lists », *J Exp Psychol Gen*, 2018;147(1):139-146.
14. « Évaluation des risques sanitaires liés au travail de nuit », rapport d'expertise collective, ANSES, juin 2016.
15. E. Cordina-Duverger et coll., « Night shift work and breast cancer: a pooled analysis of population based case-control studies with complete work history », *Eur J Epidemiol*, 2018.
16. Y. Kim, Y. Je, E. Giovannucci, « Coffee consumption and all-cause and cause-specific mortality: a meta-analysis by potential modifiers », *Eur J Epidemiol*, 2019 Aug.
17. Plan régional de l'alimentation francilienne, étude CRÉDOC de février 2019.
18. R.E. Oldham-Cooper, C.A. Hardman et *al.*, « Playing a computer game during lunch affects fullness, memory for lunch, and later snack intake », *Am J Clin Nutr*, 2010.
19. A. Sánchez-Villegas, E. Toledo, J. de Irala, M. Ruiz-Canela, J. Pla-Vidal, M. A. Martínez-González, « Fast-food and commercial baked goods consumption and the risk of depression », *Public Health Nutr*, 2012 Mar;15(3):424-32. doi: 10.1017/S1368980011001856. Epub 2011 Aug 11.

Chapitre 3. Bien dans mon job... avec les autres

1. « Le bonheur au travail », décembre 2020, OpinionWay pour Microsoft France.
2. Eyrolles, 2019.
3. B.P.H. Hui, J.C.K. Ng, E. Berzaghi, L.A. Cunningham-Amos, A. Kogan, « Rewards of kindness? A meta-analysis of the link between prosociality and well-being », *Psychol Bull*, 2020 Dec;146(12):1084-1116.
4. B.L. Fredrickson, K.M. Grewen, K.A. Coffey, S.B. Algoe, A.M. Firestine, J.M. Arevalo, J. Ma, S.W. Cole, « A functional genomic perspective on human well-being », *Proc Natl Acad Sci USA*, 2013 Aug 13;110(33).
5. Pocket, 2015.
6. Eyrolles, 2018.

Chapitre 4. Bien dans mon job... sans stress

1. « Observatoire du stress au travail » (OST), réalisé par le cabinet Stimulus, novembre 2017.
2. « Fallait demander », mis en ligne le 9 mai 2017 sur emmaclit.com et publié dans *Un autre regard 2*, Massot, 2017.
3. www.coherenceinfo.com, par exemple.
4. Respirotec, RespiRelax ou Kardia, par exemple
5. M.R. Hunter, B.W. Gillespie, S.Y. Chen, « Urban Nature Experiences Reduce Stress in the Context of Daily Life Based on Salivary Biomarkers », *Front Psychol*, 2019;10:722, Published 2019 Apr 4. doi:10.3389/fpsyg.2019.00722.

6. S.L. Valk, B.C. Bernhardt, F.M. Trautwein, A. Böckler, P. Kanske, N. Guizard, D.L. Collins, T. Singer, « Structural plasticity of the social brain: Differential change after socio-affective and cognitive mental training », *Sci Adv,* 2017 Oct 4;3(10):e1700489.
7. « Anatomie du travail 2021 », étude menée par Sapio Research pour Asana auprès de 13 123 travailleurs en Australie, Nouvelle-Zélande, France, Allemagne, Japon, Singapour, Royaume-Uni et États-Unis.
8. M. Toyoda, Y. Yokota, M. Barnes, M. Kaneko, « Potential of a Small Indoor Plant on the Desk for Reducing Office Workers' Stress », *HortTechnology,* 2019, 30(1):1-9.
9. S. McMains, S. Kastner, « Interactions of top-down and bottom-up mechanisms in human visual cortex », *J Neurosci,* 2011 Jan 12;31(2):587-97.
10. E. Abrahamson, D.H. Freedman, *Un peu de désordre = beaucoup de profit(s),* Flammarion, 2008.
11. Sur www.viacharacter.org.
12. E. Chazelle, C. Chan-Chee, N. Fouquet, « Incidence et évolution de la lombalgie selon la situation de travail pendant le confinement lié à l'épidémie de Covid-19, du 17 mars au 10 mai 2020, en France métropolitaine », *Bull Epidémiol Hebd,* 2020;(26):512-21.
13. Baromètre annuel télétravail 2021, Malakoff Humanis, 2021.
14. J.N. Bailenson, « Nonverbal Overload: A Theoretical Argument for the Causes of Zoom Fatigue », *Technology, Mind and Behavior,* 2021.
15. E.A.J. Croes, M.L. Antheunis, A.P. Schouten, E.J. Krahmer, « Social attraction in video-mediated communication: The role of nonverbal affiliative behavior », *Journal of Social and Personal Relationships,* 2019, 36(4),1210-1232.
16. « La place de l'audition dans la santé des Français — Impacts Covid-19 », enquête IFOP pour l'association Journée nationale de l'audition à l'occasion de la 24e édition de la Journée nationale de l'audition, jeudi 11 mars 2021.
17. D.G. Chapman, C. Thamrin, « Scientists in pyjamas: characterising the working arrangements and productivity of Australian medical researchers during the COVID-19 pandemic », *Med J Aust,* 2020 Dec;213(11):516-520.
18. « Le rôle sociétal du café en entreprise », sondage IFOP/Nespresso, 2014.

Chapitre 5. Help : les situations de crise

1. « Observatoire du harcèlement sexuel », étude IFOP pour VieHealthy.com.
2. Enquête sur le harcèlement sexuel au travail (Études et résultats, mars 2014).
3. W.B. Schaufeli, E.R. Greenglass, « Introduction to special issue on burnout and health », *Psychol Health* 2001;16(5):501-10.
4. M. Fadel, G. Sembajwe, D. Gagliardi, F. Pico, J. Li, A. Ozguler, J. Siegrist, B.A. Evanoff, M. Baer, A. Tsutsumi, S. Iavicoli, A. Leclerc, Y. Roquelaure, A. Descatha, « Association Between Reported Long Working Hours and History of Stroke in the CONSTANCES Cohort », *Stroke* 2019 Jul;50(7):1879-1882.
5. Sondage réalisé entre le 13 et le 20 février 2019 auprès des 4,5 millions de candidats sur Qapa.fr.
6. *Bullshit Jobs* pour la traduction française, Les Liens Qui Libèrent, 2018.

TABLE DES MATIÈRES

Direction : Jean-Louis Hocq
Direction éditoriale : Marion Guillemet-Bigeard
Collaboration éditoriale : Stéphane Dellazzeri
Édition : Lama Younès-Corm
Correction : Chloé Chauveau
Conception de la couverture et de la maquette intérieure : David Cosson (Dazibao)
Photo de couverture : Lionel Guericolas
Illustrations : Clément Fabre
Composition : Nord Compo
Réalisation des pictos : Nord Compo/Florie Milet
Fabrication : Laurence Duboscq

ISBN : 978-2-263-17450-6
Code éditeur : L17450
Dépôt légal : septembre 2021
Imprimé en France par Normandie Roto Impression s.a.s. (2103373)

Solar éditions
solar_editions

Solar, un département d'Edi8
92 avenue de France
75013 Paris